リハベーシック

心理学・臨床心理学 第2版

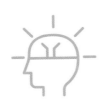
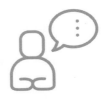

内山　靖・藤井浩美・立石雅子　編

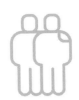

JN029194

医歯薬出版株式会社

執筆者一覧

▌編集者

内山　靖　名古屋大学大学院医学系研究科予防・リハビリテーション科学創生理学療法学

藤井　浩美　山形県立保健医療大学保健医療学部作業療法学科

立石　雅子　目白大学保健医療学部言語聴覚学科

▌執筆者（執筆順）

藤井　浩美　同上

川勝　祐貴　山形県立保健医療大学保健医療学部作業療法学科

鈴木　由美　山形県立保健医療大学保健医療学部作業療法学科

柴田　理瑛　東北福祉大学総合福祉学部福祉心理学科

志水　貴紀　山形県スクールカウンセラー　臨床心理士

小林　智　新潟青陵大学大学院臨床心理学研究科

平野　幹雄　東北学院大学人間科学部心理行動科学科

飯島　典子　宮城教育大学教育学部

佐竹　真次　山形県立保健医療大学保健医療学部作業療法学科

安保　寛明　山形県立保健医療大学保健医療学部看護学科

加藤　哲文　上越教育大学大学院学校教育研究科

清水　貴裕　東北学院大学地域総合学部地域コミュニティ学科

This book is originally published in Japanese
under the title of：

RIHA-BASIC SHINRIGAKU/RINSHOUSINRIGAKU
（Rehabilitation Basic；Psychology and Clinical Psychology）

Editors：
FUJII, Hiromi et al.
　Professor, Yamagata Prefectural University of Heath Sciences

© 2020 1st ed. © 2024 2nd ed.

ISHIYAKU PUBLISHERS, INC.
　7-10, Honkomagome 1 chome, Bunkyo-ku,
　Tokyo 113-8612, Japan

シリーズの序

　このたび，リハビリテーションベーシック科目に関わるシリーズを企画・編集しました．

　日本において，理学療法士，作業療法士および言語聴覚士の養成課程は，特に平成の30年間で，社会のニーズと規制緩和によってその数が急速に増加しました．この過程で，大学，短期大学，専門学校などの多様な学校形態と修業年限に加えて，主として夜間に開講されるコースなどでも身近に学ぶことが可能となっています．また，2019年4月からは新たな高等教育機関として，専門職大学での教育が開始されたところです．

　これらの養成課程では，関連法令で国家試験受験資格を得るための教育課程が詳細に規定されています．その基本的な構成は，教養教育，専門基礎，専門科目に大別することができ，専門基礎と専門科目については各職種の特徴を踏まえた科学性とリハビリテーション（リハ）の理念に基づき良質なテキストが発行されています．

　教養教育については，歴史的にリベラルアーツとして一般教育を重視して，人文・社会・自然の諸科学にわたり豊かな教養と広い識見を備えた人材を育成するために構成されてきた経緯もあり，それぞれの養成課程で何をいかに学ぶのかについては十分な議論が成熟していません．

　近年のリハ専門職にあっては，従来の医学的な知見に加えて，再生医療，ロボティクス，データサイエンスとともに，多職種連携・チーム医療，社会保障制度の理解，法・哲学を包含した生命倫理など，学際的な基盤と実践適用に大きな期待が寄せられています．このような状況にあって，私たちシリーズ編集者は，リハ専門職の領域における教養教育のあり方について真摯な議論を重ねてきました．教養教育は，単なる専門教育の補完や予備的なものではないとの認識で，同時に，入学直後の学習意欲の低下を防いで初年時教育を効果的に展開し，生涯にわたって学び続ける姿勢を涵養し，時代の要請に応える創造性と基本的な課題解決能力を修得するための知恵をわかりやすい形で示すこととといたしました．

　幸いにも私たちの理想に多くの専門家から共感をいただき，見開き2ページのフォーマットによる解説と簡潔なイラストや図表により，高度な内容をわかりやすく簡潔に表すことができました．ご執筆いただきました先生方にはここにあらためて感謝申し上げます．あわせて企画の構想段階から医歯薬出版株式会社の五十嵐陽子取締役，小川文一執行役員，栗原嘉子様には多大なご協力をいただきましたことに心から感謝申し上げます．

　本シリーズはこの数年をかけて幅広い領域の内容を提示していく予定でおりますが，このような試みは先駆的で挑戦的なものでもありますので，読者の皆様から忌憚のないご意見をいただき，より成熟したものへと育てていただければと願っています．

2019年11月

シリーズ編集者

内山　靖・藤井浩美・立石雅子

第2版 編集の序

このたび，リハベーシック『心理学・臨床心理学 第2版』を発刊する運びとなりました．初版は，2020年1月の発行から3年間で第5刷まで増刷を重ね，多くの理学療法士 (PT)，作業療法士 (OT) および言語聴覚士 (ST) のリハビリテーション専門職 (リハ専門職) を目指す学生の方々にご愛読頂きました．また，養成校の教員の方々からは「リハ専門職の学生向けにて簡潔にまとめられている」「図や絵がとても見やすく最初に触れやすい書籍」などの好評価を頂きました．他方，「臨床で使う理論 (期待価値理論や自己決定理論など) が不足している」「臨床での活用の例示があるとよい」と，リハ実践につながる内容を追加してほしい旨のご要望を頂きました．

そこで，第2版では，執筆陣にリハ専門職の方々に加わって頂き，上記の要望に加えて日常業務の中で感じる対象者の心理やリハ専門職の心得をコラムとしてご紹介頂きました．中身については引き続き，大学の講義を念頭に15回仕立てで，各章とも4つのキーワード (LECTURE) で展開するように構成しました．さらに，CHAPTER 15 (要点Check) の内容を見直し，巻末には，PT・OTは過去10年分，STは8年分の国家試験問題を収載しました．

CHAPTER1で，「心理学・臨床心理学はおもしろい」とシリーズに共通した表題で，その学問体系への導入を図っております．本書のLECTURE1-1では「なぜ心理学を学ぶのか」，LECTURE1-2では「なぜ臨床心理学を学ぶのか」と題して，心理学と臨床心理学への学びの導入を図りました．本シリーズのもう1つの特徴であるキーワードごとのイラストや図表も工夫を凝らしました．これらは，キーワードに沿ってまとめられた本文のエッセンスです．それぞれの内容をより具体的に理解する手助けになるものと期待しております．

COVID-19の世界的流行によって，不安や恐怖，偏見や差別，隔離によるストレス，情報がもたらす混乱など，さまざまなメンタルヘルス上の問題が生じました．リハ専門職は，生物レベルでのヒト，個人レベルでの人および社会レベルでの人間を理解する必要があります．そのためにも，リハ専門職の基礎である心理学に加え，臨床心理学のエッセンスを学ぶことが重要です．本書は，そのようなニーズに応える得るものと確信しております．

最後に，第2版においても，内容の吟味，ご執筆，ご校正と多岐にわたってご支援，ご協力を頂きました山形県立保健医療大学特任・名誉教授の佐竹真次先生に深謝いたします．

2023年10月

担当編集

藤井浩美

第1版　編集の序

　このたび，リハベーシック『心理学・臨床心理学』を発刊する運びとなりました．本書は，理学療法士，作業療法士および言語聴覚士のリハビリテーション専門職（リハ専門職）を目指す学生の方々，そして，おのおのの資格を取得して臨床で活躍する皆さんに向けてまとめたものです．中身は，大学の講義を念頭に15回仕立てで，各章とも4つのキーワード（LECTURE）で展開するように構成しました．項目立てに際しては，理学療法士，作業療法士，言語聴覚士の資格を有するシリーズ編集者の協議に加えて，専門家のご意見をうかがいつつ進めました．

　心理学と臨床心理学は，その学問体系が基礎と応用の関係にあり，各体系でさまざまな書物が刊行されております．リハ専門職にとって，重要な教養科目である心理学と専門科目である臨床心理学は，対象者とかかわるうえで必要不可欠です．しかしながら，これまでリハ専門職に向けた心理学と臨床心理学の書物は少なく，その知識や技術のエッセンスをまとめた書籍の登場が待ち望まれていました．本書はリハ専門職に造詣の深い専門家の方々にご執筆いただき，心理学と臨床心理学をわかりやすく解説いただいた点が第一の特徴です．

　CHAPTER 1では，「心理学・臨床心理学はおもしろい」として，この科目体系への導入を図っております．本書のLECTURE 1-1に「なぜ心理学を学ぶのか」LECTURE 1-2に「なぜ臨床心理学を学ぶのか」と題して，心理学・臨床心理学への学びの導入を図りました．本シリーズのもう1つの特徴として，キーワードごとに1枚のイラストや図表を配置した点です．これらは，キーワードに沿ってまとめられた本文のエッセンスです．それぞれの内容をより具体的に理解する手助けになるものと期待しています．

　少子高齢社会の日本では，リハ専門職による地域包括ケアシステムへの参画が期待されています．病院や施設のみならず，地域在住の方々に高品質なサービスを提供するためには，リハ専門職の教養の根幹である心理学に加え，臨床心理学のエッセンスを学ぶことが必須です．本書は，そのようなニーズに応える得るものと確信しています．

　最後に，執筆者の選出から内容の吟味，ご執筆と多岐にわたってご支援，ご協力をいただきました山形県立保健医療大学の佐竹真次教授に深謝いたします．

2019年11月

担当編集

藤井浩美

目　次

CONTENTS

コラム一覧

LECTURE 1-1 なぜ心理学を学ぶのか

POINT

心理学では心と行動を科学的な方法で探究する．相手の身になって考えながらリハビリテーションを行うために心理学を学ぶ．

1 心理学 (psychology) とは

心理学とは，心と行動を科学的な方法で探究する学問である．その方法は，①認知や行動の客観的な観察，②対象者の主体的体験の理論的な把握である．

2 心理学を学ぶために必要となる基礎知識

「心の働き」を理解するには，脳と心の関係をひも解く必要がある．つまり，外界からの情報をキャッチする感覚・知覚・認知と，外界の情報に適応するための運動・動作・行為の理解である．そして，中枢に横たわる意識，情動，意欲，記憶，学習，言語，概念，思考，知能などの理解である．

これらを理解するためには，本書で学ぶ内容に加えて，基礎医学である解剖学や生理学，臨床医学である神経科学や精神科学の知識が必要である (図).

3 相手の身になって考える

対象者の心身状態をより深く理解するためには，相手の身になって考えることが必要である．もちろん，健常者は病める人や障害をもつ人と同じ体験ができるわけではない．しかし，その体験のある部分を擬似体験することはできる．たとえば，車椅子や松葉杖を用いて，外出してみる．そして，そこで遭遇するさまざまな困難を体感する．そこから，自分にできることやできないことが何かを学べる．

「相手の身になって考える」といっても，本当に相手の立場に立って考えたものか，自分が考える「相手の身になる」ことなのかで，その結果が大きく異なる．リハビリテーション専門職 (以下リハ専門職) は，自分の基準ではなく相手の基準を優先することが大切だ．よかれと思って行うことが必ずしも相手にとって必要でないこともある．どこまでかかわり，どこで手を引くかを考える必要がある．

4 共感 (empathy) とは

国語辞典によれば，「empathy」には「感情移入」という言葉があてられている．しかし，心理学で用いられるempathyは「共感」と訳される．『最新心理学事典』(平凡社) によれば，「共感は，他人の気持ちや感じ方に自分を同調させる資質や力を意味する．すなわち，他人の感情や経験をあたかも自分自身のこととして考え感じ理解し，それを同調したり共有したりするということである」とある．

「empathy」は，相手の身になって考えるための重要な心の働きなのである．

(藤井浩美)

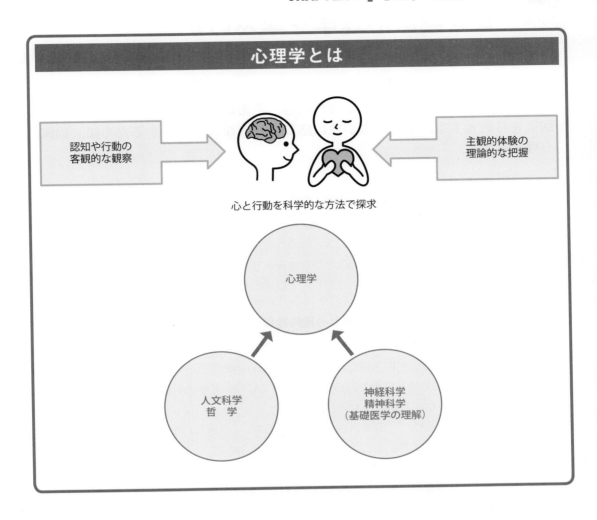

心理学とは

認知や行動の客観的な観察 ➡ ⬅ 主観的体験の理論的な把握

心と行動を科学的な方法で探求

心理学

人文科学
哲　学

神経科学
精神科学
（基礎医学の理解）

コラム 　病的体験を理解するには

　　ある統合失調症の患者が「テレビに出ているあの人は私の司令官です」と筆者に言ってきた．これは，患者の病的体験を示す言葉である．この言葉を聞き，筆者の経験から論理的な解釈を試みると「目の前の患者とテレビの出演者が知り合いである可能性も，当人が指令される立場にある可能性も低い．よって事実ではない！」という結論が妥当で，合理的であろう．しかし，患者にとっては事実なのである．このようなとき，患者の認識をいったん事実として受け止めてみる．そうすれば，仮に患者が部屋に閉じこもりがちになったときに「部屋に閉じこもっているのは，司令官から指令によるものだろうか？」と患者側の理屈で考えられる．つまり，患者側から世界がどう見えるかを洞察することで，かかわり方を見いだせることがある．

（川勝祐貴）

LECTURE
1-2

なぜ臨床心理学を学ぶのか

POINT

臨床心理学では，精神障害，心理的問題，不適応行動などへの支援，予防・回復を目的とする．患者の個別性に応じた対人技法を修得するために，臨床心理学を学ぶ．

1 臨床心理学（clinical psychology）とは

臨床心理学は，精神障害，心理的問題，不適応行動などへの支援，予防や回復を目的とする心理学の一分野である．心理学には，①全般的な人間心理に焦点をあてる基礎心理学，②特定の人間心理に焦点をあてる応用心理学があり，臨床心理学は後者である．

臨床心理学を学ぶ目的は，専門知識に基づく対人技法の基礎を修得することである．

2 事例に学ぶ臨床心理学：障害受容と心理的葛藤

42歳のAさん．トラックの荷台から転落し，頸髄損傷による四肢麻痺になり，受傷後5週間目にリハビリテーションを目的に入院した．病室を訪問したところ，「バカヤロー！来るんじゃねえ！」という第一声とともに唾を吐きかけられた．それでもベッドサイドで話しかけていると，「なんだ，さっきの医者じゃねえのか」という反応があった．

のちにAさんは，「主治医から"麻痺はもう元には戻らない"と言われたときには"お前は廃人だ"と宣告されたようでショックだった．リハビリに期待していたのに…」と当時を振り返った．

障害受容には，ショック期，否認期，混乱期，解決への努力期，受容期がある．当初は混乱期にあったAさんだが，時間をかけて「行き場のない怒り」を受け止めていくことで人間関係を築くことができた．突然手足の自由が奪われる心理的葛藤（ストレス）ははかり知れない．心と身体は一体なのである．

※ 障害受容についてはLECTURE 9-4参照

3 事例に学ぶ臨床心理学：認知症者の心模様

76歳のBさん．血管性認知症の診断を受け，トイレと入浴に介助が必要な「要介護3」の状態であった．妻と二人暮らしで自宅生活を続けていたが，記憶がまだらに障害され気分が動揺しやすく，周囲との会話も少なかった．

自宅を訪問した療法士は，ものごとが上手くいかなくて不安・不満を抱く心模様を察し，Bさんの"健康な心"に訴えかけるべく一緒に対応策を考えた．朝，外に出て明るい光を浴びる．昼間は自然光の差し込む明るい部屋で過ごす．散歩や軽い運動，家事の手伝いなどをして，できるだけ身体を動かす．デイサービスで趣味や仲間作りをする．夜眠るときは常夜灯をつけ，妻と相部屋にする．これらを生活リズムとして定着させるよう支援した．

数か月後にまた訪問すると，デイサービスで作った切り絵が自宅に飾られており，妻との会話が増え不安も落ち着いた様子だった．認知症者の健康な心の働きを促すことが大切だとわかる．

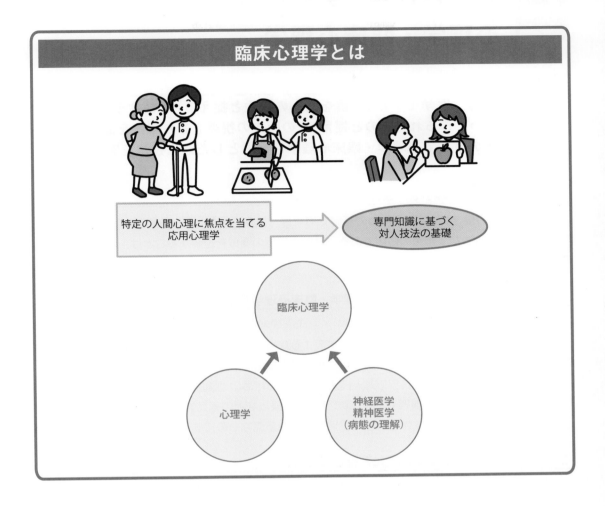

臨床心理学とは

特定の人間心理に焦点を当てる
応用心理学

→

専門知識に基づく
対人技法の基礎

臨床心理学

心理学

神経医学
精神医学
（病態の理解）

---

4 臨床心理学を学ぶために必要となる基礎知識

　臨床心理学を学ぶには，正常な心理の理解とあわせて，心理・精神状態にかかわる疾患を理解しておく必要がある．解剖学・生理学・神経医学・精神医学などの知識が土台となる．

（藤井浩美）

コラム　真摯に患者さんに向き合おう

　リハ専門職は技術職であるため，経験が豊かな先輩を目の当たりにした際に，自分の技術が及ばないことを思い知らされることがある．自分の技術が拙いと思ったら，その技術を獲得する努力をすること，そして，真摯に患者の話を聴こう．患者はいろんな「想い」を持っていても，表出できる機会は非常に限られている．患者の想いを1つでも聞き出せれば，少し心を開いてくれたことになるし，患者にとって自分の理解者が1人増えたことになる．患者にとっては，技術力が高いだけのリハ専門職よりも，自分の話を真摯に聴いて，技術力向上に努力するリハ専門職が信用できるのである．

（鈴木由美）

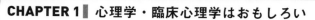

リハビリテーションに活かす 心理学・臨床心理学

LECTURE 1-3

POINT

リハ専門職は，医学モデル（障害を個人の特性と捉える）と社会モデル（障害は社会によって作られたものと捉える）の両方の視点をもち障害を捉える必要がある．そのうえで心理学・臨床心理学を根拠とした対人技法を実践する．

1 心理学と臨床心理学を関連付けて学ぶ意味

心理学が「心の働き」を捉えるための基礎であれば，臨床心理学は「心の病（やまい）」を捉えて，その対処方法を導きだすための応用である．基礎と応用の関係を理解することは，リハ専門職としての基本的な課題解決能力の修得につながる．

2 リハビリテーション専門職が心理学・臨床心理学を学ぶ意味

リハ専門職であるPT・OT・STが心理学・臨床心理学を学ぶ理由は，疾患や障害などによって個人生活や社会生活に制限を受けた方々を支援するためである．通常のコミュニケーション能力に加えて，疾患や障害構造を踏まえた**高いレベルの対人技法**が求められる．

心理学・臨床心理学は，これらの対人技法を習得するための理論的基盤と実践の根拠となる．特に精神分析，行動療法，来談者（クライエント）中心療法などの考え方は，対象者の理解にとどまらず，PT・OT・STを目指す学生の日常生活をより有意義なものにする．

3 リハビリテーション専門職に期待されること

リハ専門職は，医学モデル（障害を個人の特性と捉える）と社会モデル（障害は社会によって作られたものと捉える）の両方の視点をもって障害を捉える必要がある．障害は複雑な現象であるため，個人の心身レベルの問題でもあり，主要な社会レベルの問題でもあるからだ．障害は「個人」と「周囲の社会」の間の相互作用である．

4 国際生活機能分類（ICF）

国際生活機能分類（international classification of functioning, disability and health：**ICF**）は，2001年5月に世界保健機構（WHO）総会で採択された．ICFは医学モデルと社会モデルを統合したもので（**図**），大きく「生活機能と障害」と「背景因子」の2分野からなりアルファベットと数字を組み合わせた方式で分類する．生活機能は「**心身機能・身体構造**」「**活動**」「**参加**」の3要素，背景因子は「**環境因子**」「**個人因子**」の2要素で構成される．障害は，構造の障害を含む「機能障害」「活動の制限」「参加の制約」のすべてを含む包括的な用語として用いられる．

心身機能・身体構造の障害は，生理的・心理的機能または身体の構造の喪失，あるいは異常であるため，**生物レベル**で捉える．活動の障害は，個人の能力の種類や程度およびその持続性や質の制限であるため，**個人レベル**で捉える．参加の障害は，機能障害，活動の制限，健康状態および背景因子などの影響による社会生活・生活場面への制約であるため，**社会レベル**で捉える．

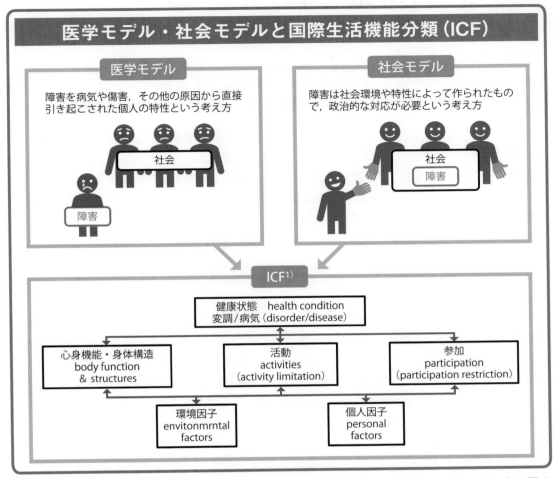

生活機能上の障害は誰にでも起こりうる．ICFは特定の人々のためではなく「**すべての人**に関する分類」である．

（藤井浩美）

コラム　主観的評価と客観的評価の違いの意味

　リハ専門職は，患者の症状を患者本人が捉える主観的評価と，患者の認知と行動の観察に基づき支援者が捉える客観的評価の両面から把握する．主観的評価には，患者が体験している症状の内容を具体的に話したり，その症状の程度を数値化したりする方法がある．客観的評価には，支援者が評価基準に沿って患者の症状を観察や面接で評定する方法がある．両者は，しばしば一致しないことがある．客観的評価を基準とすれば，主観的評価が低ければ「過小評価」，高ければ「過剰評価」と表現される．つまり，過小もしくは過剰評価の状態を解消する方向へ導くことが治療目標の１つになる．患者の過小評価が改善されれば，当該症状は課題として認識され，共に治療に取り組む基盤となるだろう．一方，過剰評価が改善されれば，患者の症状に対する困り感は減少するであろう．支援者は，患者のさまざまな考えや訴えに触れ，妥当で合理的な主観的評価へ導く姿勢が求められる．

（川勝祐貴）

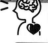

LECTURE 1-4 本書の構成と学び方

POINT

本書では，基礎的な心理学から臨床心理学までを段階的に学び，リハビリテーションの対象となる患者の心理状態とその対応への理解を深めていく．

1 本書の構成

本書はリハ専門職を目指す学生のための，心理学・臨床心理学の入門書として作成した．第1章はイントロダクションとして，心理学や臨床心理学がどのような内容の学問なのか，また，リハ専門職がこれらを学ぶ必要性について記した．

第2章〜第7章では心理学の基礎として，感覚，情動，動機付け，記憶，言語など心と脳の基本的な働き，発達と知能について説明する．

第8章〜第11章では臨床心理学の知識として，防衛機制やアセスメント，心理検査などの評価法について説明する．

第12章〜第14章では臨床心理学各論として，実際の介入技法（行動的・内面的・相談的）を説明する．本書は心理学・臨床心理学の入門書として作成したため，主な理論や技法を紹介している．本書に掲載されていない理論や疾患，技法などについては，他の成書を参照されたい．

第15章には全体の復習を目的とした確認問題（要点Check），国家試験過去問題が記載されている．現在学習していることが専門基礎科目・専門科目，そして臨床実習・国家試験へとつながることを意識しながら学習してほしい．

2 学び方のヒント

心理学，特に臨床心理学には国家試験でも頻出されるテーマが多い．人物名や理論などを丸暗記するのではなく，相互の関連・共通する理論を整理する，実際の場面・エピソードと関連付けるなど工夫をすると覚えやすい．

解剖学・生理学・神経学・精神医学などの知識も必要となるため，必要に応じて他科目の教科書を読むことも役立つ．

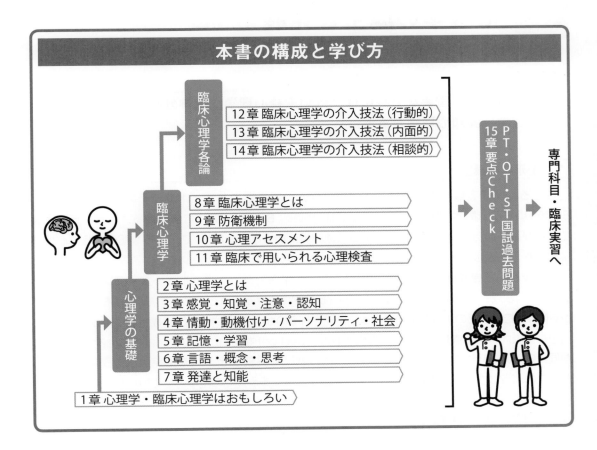

本書の構成と学び方

臨床心理学各論
- 12章 臨床心理学の介入技法(行動的)
- 13章 臨床心理学の介入技法(内面的)
- 14章 臨床心理学の介入技法(相談的)

臨床心理学
- 8章 臨床心理学とは
- 9章 防衛機制
- 10章 心理アセスメント
- 11章 臨床で用いられる心理検査

心理学の基礎
- 2章 心理学とは
- 3章 感覚・知覚・注意・認知
- 4章 情動・動機付け・パーソナリティ・社会
- 5章 記憶・学習
- 6章 言語・概念・思考
- 7章 発達と知能

1章 心理学・臨床心理学はおもしろい

15章 要点Check

PT・OT・ST国試過去問題

専門科目・臨床実習へ

コラム 患者家族への心理的サポート

　事例は47歳の主婦．脳出血右片麻痺で入院．麻痺側の利き手は，全く動かない．初回作業療法時，夫，中学1年生の長男，小学5年生の長女が付き添ってきたが，全員の表情は暗く硬く，途方に暮れた眼差しであった．容体について話をしたところ，家族の目には涙があふれ，不安と絶望に苛まれているようにみえた．患者自身の希望は，1日も早く自宅に戻ることであった．

　麻痺側上下肢の感覚や運動機能の回復を促しつつ，身辺動作の自立と家事動作トレーニングを行った．作業療法開始から5週間目，患者は左手のみのカレーライス作りで自信をつけた．翌週，家族を病院に呼び，カレーライス作り見学と試食会をした．子どもたちが試食すると「いつものお母さんの味」と歓喜の声を上げていた．そのときの家族は，安心と希望の表情に満ち，目には喜びの涙があふれていた．私たちの支援対象は，本人のみならず，その人を大切に思う家族や友人を含むのだ．

(藤井浩美)

LECTURE 2-1 心理学の誕生と発展

> **POINT**
>
> 心理学の歴史で重要な分野には，行動主義心理学，精神分析学，ゲシュタルト心理学，認知心理学がある．

1 心理学の誕生

　こころに関する最初の記述は，古代ギリシアの哲学者であるヒポクラテス (Hippocrates：BC460頃-375頃) やアリストテレス (Aristotelēs：BC384-322) にまで遡る．ヒポクラテスはこころが脳にあると考え，アリストテレスは心臓にあると考えた[1]．このような記述から，心理学は哲学から派生したといわれる．

　その後長いときを経て，ドイツの医師であり哲学者であったヴィルヘルム・ヴント (Wilhelm Wundt：1832-1920) は，1879年ライプツィヒ大学に世界で初めて実験心理学研究室を創設した．ヴントは，こころがどのような要素によって構成されるのか明らかにすべく (**構成主義**：structuralism)，自己の意識内容を観察し，報告する内観法 (introspection) を用いた[2]．また，すべての実験の参加者が同一の刺激を経験できるよう設定することで，繰り返し実験を行っても同じ結果が得られる工夫もした．このようなヴントの考えは，心理学的実験を実施するうえでの基準として現在も有用である[3]．

2 行動主義の心理学

　アメリカの心理学者であるジョン・ワトソン (John H. Watson：1878-1958) は，こころや意識は外部から観察することができないので，心理学では外部から観察可能な行動のみを研究するべきであると主張した (**行動主義**：behaviorism)[2]．ワトソンをはじめとした行動主義心理学者らは，ロシアの生理学者イワン・パブロフ (Ivan P. Pavlov：1849-1936) の確立した**レスポンデント条件付け (古典的条件付け)**という実験手法を導入し，数多くの研究が行われ，広告ビジネスや臨床心理学にも大きな影響を与えた[2,3]．

3 精神分析学

　心理学が実験を中心とした科学的な手法を取り入れながら発展する中で，オーストリアの精神科医であった**ジークムント・フロイト** (Sigmund Freud：1856-1939) は，精神疾患でしばしばみられる，理由のないおびえや不安といった症状が，意識と無意識の対立 (葛藤：conflict) の結果であるとし，無意識に抑圧された記憶が解放・意識されることで治癒すると考えた[3]．この葛藤は無意識に存在するので通常は観察できず，夢の中や言い間違いに象徴として現れると考えた．フロイトは，多くの神経症や心的外傷患者の夢を解釈したり (**夢分析**)，**自由連想法**を用いたりすることで[4]，無意識に抑圧された記憶の解放を試みた．

4 ゲシュタルト心理学

　構成主義や行動主義が発展していく中で，人間のこころを部分や要素の集合ではなく，全体 (ゲ

心理学の誕生と歴史

2000年代～

心理学は医・工学分野とも
連携した学際的な学問へと
発展

・2002年：スナイダーとロ
ペスの『ポジティブ心理学
のハンドブック』が出版さ
れる
・2004年：コッホの『意識
の探求－神経科学からの
アプローチ』が出版される

1950年代～1960年代

認知革命

・1956年：ミラーの「マジ
カルナンバー・プラスマ
イナス・セブン」がサイコ
ロジカル・レビューに掲
載される
・1967年：ナイサーの『認知
心理学』が出版される

1880年代～1910年代

心理学の誕生

・1886年：フロイトが精神
分析学を創始
・1879年：ヴントがライプ
ツィヒ大学に実験心理学
研究室を創設し構成主義
心理学を創始
・1913年：ワトソンが行動主
義心理学を創始

シュタルト：Gestalt) として捉えようという動きが, ドイツの心理学者マックス・ヴェルトハイマー (Max Wertheimer：1880-1943) やヴォルフガング・ケーラー (Wolfgang Köhler：1887-1967) を中心に20世紀初頭のドイツで広まった[5]. ヴェルトハイマーは, 人間がゲシュタルトを知覚するときの法則について研究を行い, ケーラーは, この法則が成立するのは大脳皮質に対応する過程が存在しているためだと考えた. このような考えは, **心理物理同型説** (psychophysical isomorphism) とよばれ[6], 現在の認知心理学や社会心理学に大きな影響を与えている.

5 ┃ 認知心理学

　1950年代には心理学や言語学の学問領域が中心となって**認知革命**が始まり, いわゆる認知科学を生み出すことになった[3]. 認知科学 (cognitve science) では, 生体も1つの情報処理機構であるとみなし, こころと行動の関係を明らかにする手法がとられた. 2000年代以降になると, 陽電子放出断層撮影 (positron emission tomography：PET) や機能的核磁気共鳴画像法 (functional magnetic resonance imaging：fMRI) が確立され, 人間が認知的活動を行っているときの脳活動を非侵襲的に可視化できるようになった.

　このように現在の心理学は, こころを表現する脳活動と行動の関係を明らかにする試みが盛んであり〔たとえばクリストフ・コッホ (Christof Koch：1956～)〕[7,8], 言語学や社会学などの文系学問領域だけではなく, 医学や工学といった理系学問領域とも連携しており, 極めて学際的であるといえる.

(柴田理瑛)

LECTURE 2-2 心理学の目的と「こころの可視化」

POINT

心理学における共通の目的と，目には見えないこころの働きを可視化する手立てについて理解する．

1 心理学の目的

心理学では，動物や人間が生体を取り巻く内外の環境から受け取る刺激を心的過程で処理し，その結果として行動が起こるまでの仕組みを研究している．このような研究を通して，生体の行動を予測しようとしているのである．

心的過程とは，「こころ」や「精神」といわれるものが行っている働きによって物事が変化する過程のことで，通常われわれは直接目にすることはない．目には見えない心的過程の仕組みを明らかにするためには，どのような方法を用いたらよいのだろう．

その答えの1つは，外側から観察できる生体の行動が，環境の変化に応じてどのように変化するかを質的あるいは量的に捉えることである．このような方法を用いることで，直接目には見えない心的過程を分かりやすく可視化することができる．

2 こころを可視化すること

たとえば，赤色光が画面に現れ，「見えた」という主観的経験（感覚）が生じたらボタンを押すという実験を行うとしよう．何度も実験を繰り返すと，赤色光が画面に現れてからボタンを押すまでにかかる時間はおよそ200ミリ秒程で安定し，これを単純反応時間という．一方，明るさが等しい赤色光と緑色光を用意し，赤の場合にはA，緑の場合にはBのボタンを押すという実験をする場合，それぞれの反応時間は選択反応時間とよばれ，単純反応時間よりも長くなる[9]（図）．

単純反応時間を求める実験では，刺激と反応のペアが1つだけであるが，選択反応時間の場合は2つ以上の刺激にそれぞれ別の反応をすることになる．つまり，単純反応時間と選択反応時間で異なるのは，心的過程において行動を選択する必要があるか否かであり，その他の条件は等しいといえる．すなわち，選択反応時間と単純反応時間の差分を取れば，心的過程において選択にかかる時間を可視化することができる．

3 傍観者効果の実験例

ここで場面を変えてみよう．駅で人が倒れているのに道行く人は誰一人助けようとしなかったという経験，あるいは，授業で先生が話し終わったあとに「質問はありませんか？」と問われると誰も手を挙げなかった，という経験はどうだろう．このような現象の仕組みを明らかにできれば，道端で倒れた人が手遅れになることはなくなるかもしれない．

1968年，ジョン・ダーリー（John M. Darley）とビブ・ラタネ（Bibb Latané）は，大学生を集め互いに別々の部屋に入らせ，インターホンを通して自分の個人的な問題について話し合うよう求めた．しばらくすると，片方の部屋からは発作が起きたような音声が流れ出した．実は，発作を起

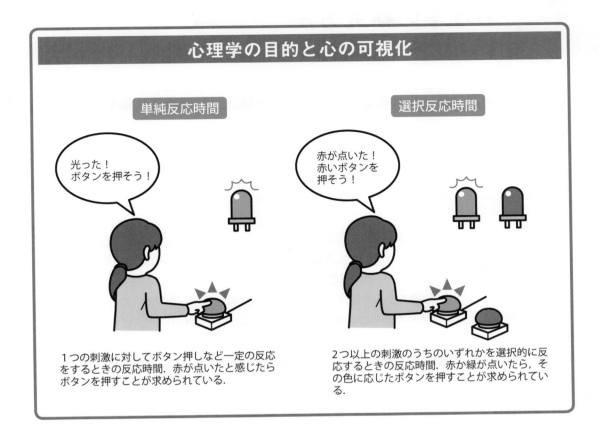

心理学の目的と心の可視化

単純反応時間

光った！
ボタンを押そう！

1つの刺激に対してボタン押しなど一定の反応をするときの反応時間．赤が点いたと感じたらボタンを押すことが求められている．

選択反応時間

赤が点いた！
赤いボタンを押そう！

2つ以上の刺激のうちのいずれかを選択的に反応するときの反応時間．赤か緑が点いたら，その色に応じたボタンを押すことが求められている．

こした実験参加者はダーリーとラタネの協力者で，発作は演技だった．このような状況で，別の部屋にいる実験参加者が自分の部屋を出て助けに行くかどうかを調べたのである．

　その結果，部屋の中に自分1人の場合には80％以上の参加者が助けに行ったのに対し，部屋の中の人数が増えるにつれ，助けに行く割合が低くなった．しかし，部屋に1人の場合は助けに行ったことから，実験参加者は思いやりがなく冷たい人間ばかりだった，とは考えにくい．ダーリーとラタネは一連の実験により，自分以外の人間が増えると責任が分散され，自発的な行動が起きにくくなると結論付けた（**傍観者効果**：bystander effect）[10]．たしかに，授業中誰も手を挙げない場合，指名されるほうが発言しやすいだろう．つまり，教員は発言しないことを学生のパーソナリティの問題にしてはいけないのである．

　心理学では，生体のこころと行動の仕組みを解き明かし，行動を予測しようとすれば，あらゆるテーマが研究の対象となる．心理学者達は，ここで紹介した研究以外にも，実に巧妙な方法を編み出し，多くの場面における心的過程の仕組みを明らかにしてきた．

（柴田理瑛）

LECTURE
2-3

心理学の研究方法

POINT

心理学の研究で用いられる主な方法には，実験法，質問紙法，観察法，面接法の4つがある．

　心理学の研究では，明らかにしたい現象に対する仮説を立てデータを収集する．その際に用いられる主な方法は，実験法，質問紙法，観察法，面接法の4つである．

1 実験法

　実験法は，行動の原因となる条件を変化させ，その変化に応じた行動の量を調べる方法である．たとえば，さまざまな明るさの条件が用意され，実験参加者は明るさによって見える・見えないといった判断をし，ボタンを押すことで報告するとする．実験者が設定した条件 (ここでは光の明るさ) は独立変数とよばれ，実験参加者の行動 (見える・見えない) は従属変数とよばれる[11]．このような実験を1条件あたり20〜100回程繰り返し，50%の確率で見えると判断される明るさが，「光が見える」という主観的経験 (感覚) が生じるのに必要な明るさ (絶対閾：absolute threshold) といえる[12]．

2 質問紙法

　質問紙法は，主に集団や社会における人間のこころと行動の関係を多くの質問によって明らかにする方法である．たとえば，「困ったことが起きたときに敏感に反応する神経症傾向の高い人は，日常で感じるストレスが高い」という仮説を検討するとしよう．この場合，独立変数は神経症傾向の程度，従属変数がストレスの程度である．神経症傾向やストレスといった心理学的概念を調べるには，これらの概念に関する多くの質問を用意し，関連する既存の質問紙を同時に実施するという手続きをとる．この手続きにより，調べた内容の妥当性と信頼性を確保する[13]．

3 観察法

　観察法は，人のありのままの行動を研究の対象とする場合に用いられ，観察者が対象者の行動を客観的に観察し，記録する方法である．たとえば，保育園で子ども達が喧嘩をした際に，どのように仲直りするのかを研究するとしよう．この場合，当事者同士や周りの子ども達の行動を注意深く観察し，仲直りに関連する行動がどれだけの頻度で起こるかを分析する．観察法は，教示や質問の意味を理解する必要，言葉で報告するという前提が不要なので，乳幼児なども研究の対象にできる[14]．

4 面接法

　面接法は，特定の個人あるいは集団に直接会い，言語的なコミュニケーション (語られたことばの内容) や非言語的なコミュニケーション (しぐさや表情) を通して情報を収集することで，こころ

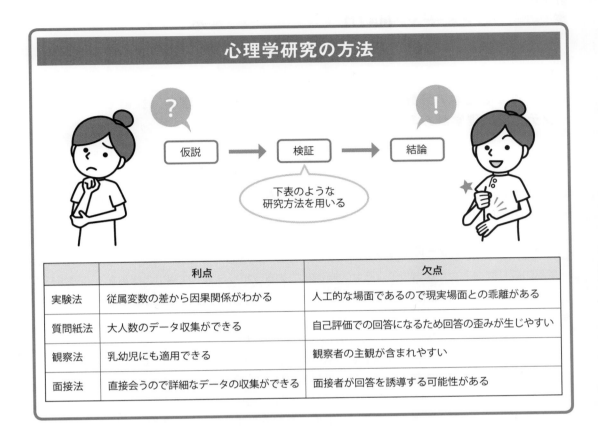

	利点	欠点
実験法	従属変数の差から因果関係がわかる	人工的な場面であるので現実場面との乖離がある
質問紙法	大人数のデータ収集ができる	自己評価での回答になるため回答の歪みが生じやすい
観察法	乳幼児にも適用できる	観察者の主観が含まれやすい
面接法	直接会うので詳細なデータの収集ができる	面接者が回答を誘導する可能性がある

と行動の関係を明らかにしようとする方法である．面接法を行う際には構造化面接，あるいは半構造化面接という手法がとられる．構造化面接では，質問の数，順番や内容があらかじめ決まっており，すべての被面接者に同じように尋ねる．一方，半構造化面接では，主要な質問だけを事前に用意し，被面接者との面接の状況や回答によって質問の内容や順番などを柔軟に変えながら情報を収集する[15]．各面接法についてはLECTURE 10-2で詳しく紹介されている．

5 ┃ データの分析（仮説の検証）

前述した研究方法により得られたデータは，統計的仮説検定によって結果の解釈が行われる．実験法や質問紙法では，量的なデータを得やすい．数値データでは母集団がある確率分布に従うことが多いので，t検定や分散分析などのパラメトリックな検定が用いられる．観察法や面接法では，質的なデータを得やすい．数値データではあるが，母集団がある確率分布に従わない場合は，χ^2検定やU検定などのノンパラメトリックな検定が用いられる[16]．テキストデータの場合は，グラウンデッド・セオリー・アプローチ，内容分析，テキスト・マイニングなどが用いられる[16]．

実験法，質問紙法，観察法，面接法のうち，いずれかが絶対に優れているというわけではない．仮説や研究計画の実施可能性に応じて，適切な方法を選択する必要がある．

(柴田理瑛)

LECTURE 2-4 心理学の応用

POINT

応用的な心理学の分野には，ヒューマン・エラーの心理学，災害心理学，ポジティブ心理学がある．

　現在の心理学は，知覚・認知心理学，学習・言語心理学，感情・人格心理学，社会・集団・家族心理学，教育・学校心理学，発達心理学，臨床心理学など細分化されている．ここでは，応用的な心理学の分野について紹介する（**図**）．

1 ヒューマン・エラーの心理学

　薬品の取り間違えや交通事故のような人間が起こすうっかりミス・間違いの総称を，心理学では<u>**ヒューマン・エラー（human error）**</u>とよび，知覚・認知心理学の応用領域として研究されている[18]．

　ドナルド・ノーマン（Donald A. Norman：1935〜）は，うっかりミス（スリップ：slip）について，ATS（activation trigger schema system）理論を用いた説明を行っている．スキーマとは，ある行動に関する一連の手続きのことで，スリップはATS理論の各段階において，類似した他のスキーマにとって代わったり，邪魔が入ったりすることで生じると考えた[19]．

　たとえば，うがいをしようとしてコップを取ったつもりが，歯ブラシを取ってしまったとしよう．このようなスリップは，うがいをしようとする意図が形成され，行動が始まるきっかけ（トリガー）までのどこかの段階で，うがいスキーマが歯みがきスキーマにとって代わったものと考えられる．過重労働や人間関係によるストレスは，スリップを生じやすくさせるといわれている．人間のストレスを軽減するアプローチだけでなく，ヒューマン・エラーが生じにくい制度や環境を構築することが肝要である[20]．

2 災害心理学

　世界中で戦争やテロなどの人為災害や，台風や地震などの自然災害が起きている．このような危機的状況下では，不測の出来事が人々を不安にさせ，種々の心理反応や問題行動を生じさせるだけでなく，うつ病や心的外傷後ストレス障害（post-traumatic stress disorder：PTSD）などの精神疾患さえも引き起こしうる．

　災害後長期にわたってみられる現象として，オーストラリアの精神科医であるビヴァリー・ラファエル（Beverley Raphalel：1934〜2018）は，被災に伴った死別や立ち退きといったストレスが，大人の心身だけでなく，子どもの行動や情緒面に問題を招きうることを指摘しており[21]，同様の知見は東日本大震災以降の被災地でも確認されている[22]．

　災害直後あるいは長期にわたって経験するであろう心身反応の変化や，支援者としての心構えをあらかじめ知っておくのは，災害時の不安を軽減させ，次の災害に対するこのうえない備えとなる．ニューヨーク州医師会では『不測の衝撃：危機介入に備えて知っておくべきこと』という書籍

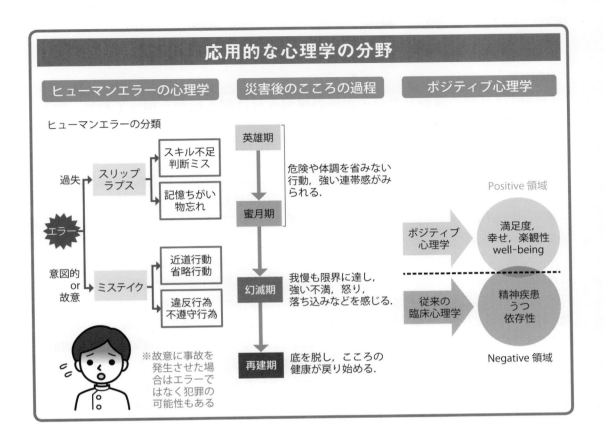

を医療教育研修の教科書として採用している．この書籍には災害心理学の知見が満載され，災害対応時には，あらかじめ予測・準備し，自分の家族を含めたセルフケアが必要だと強調されている[23]．

3 ポジティブ心理学

第二次世界大戦以降の臨床心理学では，抑うつや不安などの治療といった，人間のネガティブな側面を改善するための研究が多かった．アメリカの心理学者マーティン・セリグマン (Maritin E. P. Seligman：1942〜) は，地域や個人のもつポジティブな特性を形成するための研究も行うべきとし，**ポジティブ心理学 (positive psychology)** を創始した．

ポジティブ心理学では，①**ウェル・ビーイング** (well-being：身体的，精神的，社会的に良好な状態) などの主観的経験 (満足度，幸せや楽観性など) によって評価されるレベル，②**愛することや独創性といった個人的特性に関するレベル**，③**文化的であることや労働倫理**，市民の育成に関する制度などの集団のレベル，という3つのレベルの心理学的現象を研究テーマに据えている[24]．

ポジティブ心理学では，人間のもつポジティブな側面とネガティブな側面を同等に扱い，科学的で実証的なデータを重視している．また研究だけでなく，教育・福祉の専門職の啓発や支援の実践にも力を入れており，地域のエンパワーメントにおいて多大な貢献をしている．

このように，心理学は，日常生活から災害などの危機的状況における心構えにいたるまで，広く応用されている．今後はますます心理学が多くの人々にとって身近な学問となっていくだろう．

(柴田理瑛)

LECTURE
3-1
感　覚

POINT
「感覚」は外部の情報と自分の内部の情報を受け取る役割を担っており，計8種類がある．

1 感覚とは

「五感」という言葉を聞いたことはないだろうか．この五感も，これから説明する「感覚」の一部である．自分が受け取る情報のことを刺激というが，人は常に環境から多くの刺激を受け取って生活している．

たとえば，この文章を黙読しているのであれば，文字という刺激を目 (視覚) から受け取っていることになる．音読しているのであれば，加えて音という刺激を耳 (聴覚) から受け取っていることになる．また，こうした外部からの刺激ばかりでなく，自分の内部でも刺激を感じることはある．たとえば，片足立ちをして体が左右に揺れたときに傾いていると感じるのは，平衡感覚である．

このように，視覚や聴覚など，外部からの刺激を受け取るものと，平衡感覚など，自分の内部からの情報を受け取るもの2つを組合せたものが，**感覚**である．

また，感覚は表に示したように，8つに分類することができる (**表**)．各感覚には，刺激を受け取る独自の受容器がある．たとえば，視覚は目を通して，視覚の受容器である網膜に映った画像を電気信号に変え，神経を通って大脳に送られることで認識し，感じることができる．

2 刺激閾

これまで説明したように，人はさまざまな刺激を受容器が受け取っているが，すべての刺激を受け取れるわけでなく，その範囲は限られている．たとえば，聴覚であればヒトは20〜20,000Hzまでの周波数の音[※1]しか聞き取ることができない．コウモリは30,000Hz以上の周波数の音を出して飛んでいるが，この音をヒトは聞き取ることはできない．

このように受け取れる刺激の範囲は決まっている．そして，受け取ることができる最低の刺激の強さを**刺激閾**，反対に最大の刺激を**刺激頂**[※2]という．また，認識することが可能な最小の刺激差を**弁別閾**という．

※1　音には，周波数以外にも，音圧，音色の要素がある．
※2　たとえば，あまりにも大きな音は，音ではなく痛みとしか感じられない．

3 触二点弁別 (二点識別)

感覚を調べる実験にはさまざまなものがあるが，誰でも簡単にできる実験の1つとして，ドイツの解剖学・生理学の教授であったウェーバー (Weber) が行った触覚に関するものを紹介する．

皮膚上の離れた位置にある2点を同時に触れたときに，距離が離れていれば2点と感じられるが，距離が近いと1点のみで触れられているように感じる．この弁別閾を調べるのが，**触二点弁別 (二点識別)** である．正式な実験では二点識別計といった実験器具を用いるが，実験器具がなくて

感覚系の分類 1)より引用・改変

感覚の種類	感覚器官	受容器	適刺激	感覚の性質
視覚	眼	網膜（桿体と錐体）	光線	色調（色相），輝度（明度），飽和度（彩度）
聴覚	耳	内耳の有毛細胞	音波	高さ，大きさ，音色（音質）
皮膚感覚	皮膚	パチニ小体，マイスナー小体，ルフィニ終末，メルケル触盤など	機械的刺激，温度刺激，侵害刺激など	触・圧，温・熱，冷，痛，痒など
嗅覚	鼻	嗅上皮の嗅細胞	揮発性物質	花香性，果実性，腐敗性，薬味性，樹脂性，臭性などの臭い
味覚	舌，一部の口腔内部位	味蕾の味覚細胞	溶解性物質	甘さ，塩からさ，苦さ，酸っぱさなどの味
運動感覚	骨格筋，腱，関節	筋紡錘，ゴルジ腱器官，圧受容器など	身体各部位の移動など	四肢の位置や運動方向・速度など
内臓感覚	内臓器官	自由神経終末，圧受容器，化学受容器など	圧，血糖，水分不足など身体内部の状態	空腹，渇き，排便・排尿感，痛みなど
平衡感覚	耳	内耳前庭の半規管と耳石器	重力，身体や頭部の回転や位置の変化	加速・減速，傾きや正立，回転など

も，鉛筆の先などで代用できるので，興味のある人は怪我をしない範囲で試してみるとよい．なお，感覚には個人差があるうえ，体調や天候といったコンディションにも左右される．

　さて，試すとすぐに分かるだろうが，指先などの末梢ではかなり敏感に弁別できる一方，背中などの体幹に近い部位では弁別閾は大きくなる．この理由の１つに，触圧覚の受容器の分布密度が，指先などの末梢では高くなっていることが挙げられる．

　ここまで触二点弁別のことを説明してきたが，ウェーバーはこれ以外にも感覚に関する研究を行っていた．その中でも，重さの弁別閾に関する研究から，「ウェーバーの法則」というものを発見している．簡単に説明すると，「弁別閾の実験で測定できた値は，刺激量に比例して変化する」というものだが，興味をもった人はぜひ自分で調べてみてほしい．

　さらに，ウェーバーの弟子であるフェヒナーは，ウェーバーの法則を拡張して，刺激量Rが変化するとき，これに対応する感覚量Eは，$E = K \log R$（Kは定数）の対数関数の関係になるという仮説を導き出した．これを**ウェーバー・フェヒナーの法則**または**フェヒナーの法則**という．対数とは掛け算の回数であるから，感覚量は足し算で増えるが，それのもとになる刺激量は掛け算で増えている，ということになる．料理の味を少し濃くしたつもりだったのに，予想以上に塩分や糖分を摂り過ぎていた，などということはよくあることである．

（志水貴紀）

LECTURE 3-2 知　覚

POINT

厳密には，感覚と知覚は分けることができないが，一般的には知覚は感覚よりも複雑である．

1 知覚とは

前項で述べた「感覚」と「知覚」とをはっきりと分けることはできない．ただし一般的には，刺激を受け取って生じる単純な過程を「**感覚**」とし，それよりも複雑なものを「**知覚**」としている．また知覚は，感覚のように，8種類と分けることはできないが，視知覚，音声知覚，運動の知覚，奥行き知覚，形の知覚などが存在する．

前述のように，感覚と知覚ははっきりとした区別はできないが，イメージしやすいように，感覚と知覚の違いについて，音を例にして説明する．人の声などの音を単に耳で聞き取るだけの過程が，聴覚という感覚である．しかし，人の声には，単なる音としての意味だけでなく，誰が，どのような感情で話しているかなど，さまざまな情報が含まれている．これらの情報を感じ取る過程が，音声知覚という知覚である（**図①**）．

2 図と地─ルビンの杯から─（図②）

図②を見てほしい．これは，ルビン（Rubin, E）が発表した「ルビンの杯」とよばれる，視知覚に関する有名な図である．白い部分に注目すると「杯」，図の黒い部分に注目すると「人の横顔」という2種類の見え方があるが，どちらが先に見えただろうか．

視野の中で，形として浮き出して見える部分を「図」，その背景の部分を「地」という．ルビンの杯の場合，杯を見ているときは黒い部分が図であり，白い部分が地である．人の横顔を見ているときは黒い部分は地であり，白い部分は図である．このように，図と地は固定ではなく，反転することもある．ルビンの杯は，反転図形の1つである．

3 プレグナンツの法則

視野の中で，知覚されたものが互いにまとまりをつくることを「群化」という．ウェルトハイマー（Wertheimer）は，群化の要因として，以下の6つを「**プレグナンツ※の法則**」として挙げた．
①類同の要因：同じ種類のもの
②閉合の要因：互いに閉じ合うもの
③よい連続の要因：なめらかに連続するもの
④よい形の要因：単純，対称的，同じ幅，同じ規則性のあるものなど
⑤近接の要因：近い距離にある
⑥共同運命の要因：ともに運動しているものなどのように，同じ動作をしているもの

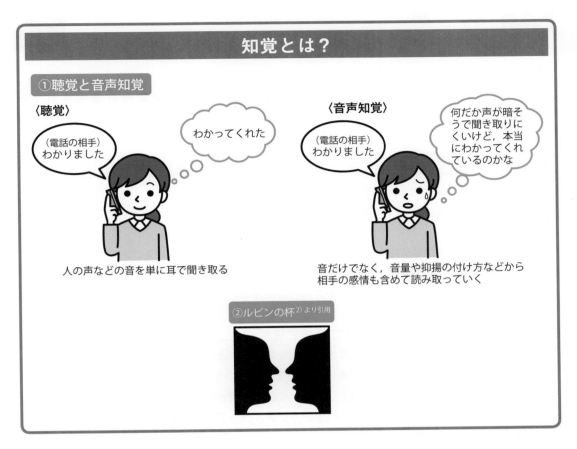

知覚とは？

①聴覚と音声知覚

〈聴覚〉

（電話の相手）わかりました

わかってくれた

人の声などの音を単に耳で聞き取る

〈音声知覚〉

（電話の相手）わかりました

何だか声が暗そうで聞き取りにくいけど，本当にわかってくれているのかな

音だけでなく，音量や抑揚の付け方などから相手の感情も含めて読み取っていく

②ルビンの杯[2]より引用

「群化」「プレグナンツの法則」といってもイメージしづらいかもしれないので，日常生活でも応用されている例を挙げてみたい．券売機が置いてある飲食店に入ったとする．その飲食店には，そば，ラーメン，定食など多くのメニューがあるが，自分が買いたいと思うメニューの券売機のボタンは，それほど時間をかけずに見つけられると思う．これは，券売機のボタンがメニューごとに並んでいたり，色分けがされていたりと，プレグナンツの法則を使った工夫がされているためである．

※　プレグナンツは，人名ではなくドイツ語で「簡潔さ」を意味している．

4 恒常性

　LECTURE3-1で説明したように，視覚は網膜に映った画像を認識することで成立している．しかし，網膜に映った画像をそのままに認識しているわけではない．たとえば，友達が目の前を歩いている場合と，遠くを歩いている場合を見比べたとする．そのとき，網膜に映る画像は，目の前を歩く場合はかなり大きく，遠くを歩く場合は小さく映っている．しかし，網膜に映ったままの画像通りに，友達の背の高さが変わったとは認識されない．このように，感覚受容器で受け取った情報に修正を加えて，ほぼ同じように認識できることを，**恒常性**とよぶ．

　視覚の中でも大きさに関するものを例に挙げたが，恒常性は大きさ以外にも，形，明るさ，色，速度，音の大きさ，重さなどでもみられる．

（志水貴紀）

LECTURE 3-3 注意

POINT

注意は，選択的注意，分割的注意，持続的注意の3つの要素から構成されている．

1 注意とは

心理学において，注意を正確に説明しようとするとかなり難しくなる．しかし，簡単に説明すると，意識の焦点化と集中の2つの側面からなり，さらに詳しくすると，次の3つの要素から構成されている．

①**選択的注意**：多くの情報の中から取捨選択し，特定の1つに注意を向けること．

②**分割的注意**：複数の対象に同時に注意を向けること．

③**持続的注意・ビジランス**：一定時間，重要なものに注意を向け続けること．

2 選択的注意―カクテルパーティー現象から―

パーティー会場へ行ったとする．会場は，何人もの話し声と音楽が同時に聞こえてくる騒然とした雰囲気である．しかし，そんな中にあっても，自分の話し相手である友達の声は聞き取って会話をすることができるはずである．このように，たくさんの情報の中から特定の情報だけに注意を向けて，他の情報を無視することができる現象を**カクテルパーティー現象**という．この現象は，選択的注意の代表例として挙げられる．

ヒトの耳は，自動的に必要な情報を取捨選択できるが，機械には難しい．初めて補聴器を装着する人にとって，補聴器はすべての音を増幅してしまうため，慣れるまでに時間がかかることもある．これも，カクテルパーティー現象が関係している一例である．

3 分割的注意

さまざまな情報を受け取って，処理する能力（容量）には限りがある．この容量の範囲内で注意を複数の対象に分けるのが，**分割的注意**である．仮に注意の容量を「100」として，料理をする場合を例に考えてみたい．

魚を焼きながら，煮物を作り，その合間に野菜を切り始めるとしよう．今，自分は魚が焦げないように見張るために，「20」の注意を向けている．煮物も煮詰まらないようにするため，「30」の注意を向けて，時々かき混ぜなけらばならない．残り「50」の注意で手を切らないように野菜を切り始めるという具合になる．

また，同じ作業を繰り返すと慣れていき，必要とする注意の量も少なくなる．先の例でいうと，最初は包丁に慣れていなくて「50」の注意を払っていたのが，慣れて「30」の注意でもできるようになり，「20」の余裕容量ができたとする．この「20」を使って，新たに味噌汁を作るために湯を沸かす作業に注意を向けることも可能になる．

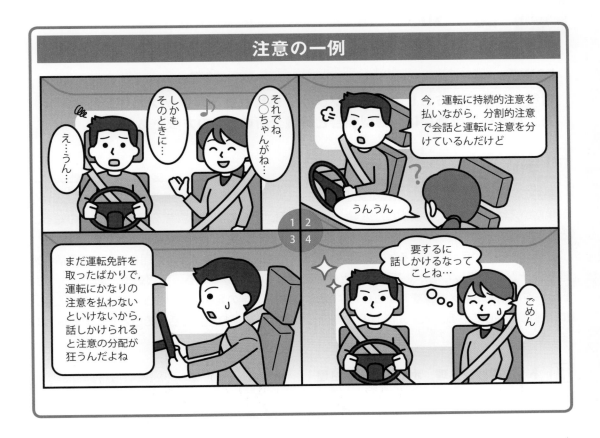

注意の一例

4 持続的注意・ビジランス

車の運転やタイピングなど，一定時間，ある特定の重要な情報に注意を向け続けるものが**持続的注意**である．また，持続的注意と似ているもので，長時間にわたり，不規則な間隔で出る刺激を見つけ出すものが，**ビジランス課題**である．流れ作業の工場での不良品チェック作業などは，ビジランス課題の代表例である．

5 アセスメントツール

注意障害の検査法として，**注意機能スクリーニング検査（D-CAT）**や**標準注意検査法（Clinical Assessment for Attention：CAT）**などがある．これらは，脳外傷などの脳損傷の患者や，高次脳機能障害などが疑われる患者に用いられる．D-CATは，特別な器具を必要とせず，実施時間も5分程度と簡便な検査である．CATは，パソコンなどを必要として，時間もかなりかかるが，詳細に調べることができる検査である．

（志水貴紀）

LECTURE
3-4

認　知

POINT

情報の処理の仕方として，トップダウン処理とボトムアップ処理がある．また，パターン認識には，鋳型照合と特徴分析の2つの方法がある．

1 認知とは

　認知の語源は，ラテン語の「知ること」に由来している．認知を明確に説明することは難しいが，簡単にいえば，これまでに説明した感覚，知覚，注意，そして記憶，思考，判断など，人の知ることに関して，すべてを含む総称である．

　認知心理学という分野があるが，これは，入ってきた情報をどのように処理するかという情報処理システムを解明して活かしていこうとする心理学の一分野である．情報処理と聞くと，コンピューター用語をイメージするかもしれないが，認知心理学の発展はコンピューターの発達と互いに密接に関係している．人工知能 (AI) の開発にも認知心理学の知見を活かそうとする取組みもある．

2 トップダウン処理，ボトムアップ処理

　トップダウン処理とボトムアップ処理はノーマン (Norman) らによって提唱された情報処理の仕組みを表す言葉であるが，2つは正反対ともいえる処理の仕方をしている．**トップダウン処理 (概念駆動処理)** とは，入ってきた情報を，すでにもっている知識や記憶に当てはめて処理する仕組みである．初めて見たものを何となくの雰囲気だけで直観的に判断し，「〜である」と言い当てた経験はないだろうか．このとき，トップダウン処理を行っているといえる．

　ボトムアップ処理 (データ駆動処理) は，さまざまな情報を一つひとつ組み合わせて，ある概念にたどり着くという処理の仕組みである．初めて見たものを，色や形，大きさ，匂い，触り心地など複数の情報を駆使し，分析したうえで，「〜である」と特定したとすれば，それがボトムアップ処理である．

　トップダウン処理，ボトムアップ処理は正反対とも思える情報処理の仕方ではあるが，人はどちらか1つの仕組みだけを使って情報を認知しているのではなく，両方の仕組みをうまく使って情報処理を行っている．

3 パターン認識

　パターン認識とは，すでにもっている知識の型 (パターン) を使いながら，入ってきた情報を認識するための情報処理のことを指す．パターン認識には，情報処理の方法として代表的なものに，鋳型照合と特徴分析の2つの方法がある．

　鋳型照合とは，頭の中にすでに経験した知識で作られたパターンの原型である鋳型のようなものが保存されていて，これを使って，入ってきた情報を照らし合わせていく方法である．**特徴分析**とは，他と区別する主要な特徴の有無で入ってきた情報を特定し，認識していく方法である．

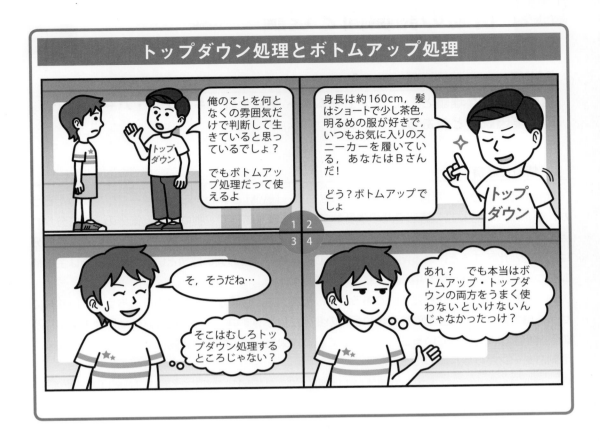

　鋳型照合と特徴分析にはそれぞれ欠点がある．鋳型照合は，膨大な数の鋳型を準備しておく必要がある．また，特徴分析では，同じ特徴をもつが微妙な違いがあるものとの区別が難しくなる．こうした欠点はあるが，この2つの方法は，人の認知の仕組みを解き明かすのに大きな影響を与えたといえる．

　パターン認識は，鋳型照合，特徴分析以外にも体験や知識の枠組みを表す「スキーマ」とよばれる概念や，特徴分析を積み重ねていく「パンデモニアムモデル」，複雑な神経回路をイメージした「ニューラルネットワークモデル」など，いくつかの有力なモデルが提案されている．どのモデルも十分に理解するのはかなり難しいが，こうしたモデルがあることだけは押さえておいてほしい．

（志水貴紀）

LECTURE 4-1 情動の諸側面と理論

POINT

情動の主要な理論として，ジェームズ・ランゲ説，キャノン・バード説，情動二要因説などがある.

1 情動と感情

「情動」という言葉は耳慣れないかもしれないが，「感情」といわれるとイメージしやすいだろうか. 感情は，われわれの喜怒哀楽のような気持ちを表す総称で，主に情動と気分の2つに分かれる. **情動**は，感情のうち急激に生じ，短時間で消える比較的強度の高い感情のことである※. **気分**は，情動と比較すると，ある期間持続して生じ，比較的強度の低い感情といえる. ここでは主に情動について古典的な理論を中心に取り上げることにする.

われわれは，悲しいから泣くのであろうか. それとも，泣くから悲しいのであろうか. いずれにせよ，情動が生じると生理的な変化や行動の変化が生じやすい. このことは，情動には末梢神経系の興奮が大きく影響していることを示唆している. 果たして，特定の情動には特定の末梢神経系の活動パターンがみられるのだろうか.

※ 日本感情心理学会では，日本では「感情」という用語が最も包括的で自然な表現であり，「情動」という用語は一般になじみが薄いという理由から，emotionの訳語として感情を採用している[1].

2 泣くから悲しい，悲しいから泣く

このような疑問について，1884年，アメリカの心理学者ウィリアム・ジェームズ（William James）は，末梢神経系における生理的な変化を認知した後に情動が生じると考え（泣くから悲しい），末梢神経系の活動パターンによって情動は異なると主張した. 同じ時期に，デンマークの生理学者カール・ランゲ（Carl Lange）も同様の主張をしていることから，**ジェームズ・ランゲ説（James-Lange theory）**とよばれるようになった（図①）. 一方で，1927年，アメリカの生理学者ウォルター・キャノン（Walter B. Cannon）は，情動は中枢神経系において生じ，同時に末梢神経系に信号が伝わることで生理的変化が生じると考え，末梢神経系の活動パターンによって情動は区別できないと主張した. この説は，後にフィリップ・バード（Philip Bird）により修正され，**キャノン・バード説（Cannon-Bard theory）**とよばれるようになった（図②）. キャノン・バード説に従えば，悲しいから泣くのである.

3 情動二要因説

スタンレー・シャクター（Stanley Schachter）とジェローム・シンガー（Jerome Singer）は，情動を決定する認知的，社会的，生理学的要因について研究を行った（1962年）. 彼らは，参加者に，エピネフリン（アドレナリンのアメリカ名）または生理食塩水を注射し，血圧を下げ心拍を増加させるという注射の効果を正しく伝えたグループ（正教示），偽の効果を伝えたグループ（偽教示），もしくは何も伝えなかったグループに分けた（教示なし）. 次に参加者は，はしゃいでいるか

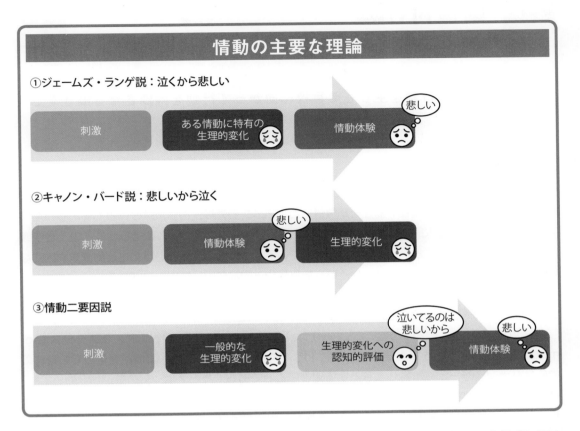

イライラしている他の人 (サクラ) と一緒にしばらく待合室で待たされた後に怒りや幸福感に関する評定が行われた．正しい教示を受けたグループは，周りがはしゃいていようがイライラしていようが自分の身体に起きた心拍の増加は注射のせいだと認知し，周りの状況に応じた情動の変化はないだろう．しかし，注射の効果について教示がない，もしくは偽の教示が与えられたグループはどうだろう．自分の心拍が上がったのは周りがはしゃいでいるから，あるいは周りがイライラしているからだと認知し，周りの状況に応じた情動が生じるのであろうか．

　実験の結果，エピネフリンを注射されたグループは，生理食塩水を注射されたグループよりも心拍数が増加した．さらに，サクラがはしゃいだような雰囲気を作り出したグループにおいて，偽教示と教示なしグループでは，正教示グループに比べてより幸福感が高いと評定した．一方で，サクラがイライラした雰囲気を作り出したグループでは，教示なしグループよりも正条件グループでより怒りが高いと評定する傾向があった．

　シャクターとシンガーは，エピネフリンによる心拍数の増加は同じでも，注射の効果が正しく認知されなかった場合に，参加者の状況に応じて生じる情動が異なることを示した．彼らは，情動には生理的変化だけではなく，生理的変化に対する認知的な評価が重要であると考え，**情動二要因説 (two-factor theory)** を提唱した (**図③**)．このように，情動の研究は心理学の誕生以来古くから行われ，現在は情動による生理的変化だけではなく，情動と注意や意思決定といった認知機能との関連や，非意識的プロセスにおいて生じる情動についてもたくさんの研究が行われている．

(柴田理瑛)

LECTURE 4-2 動機付け

POINT

動機付けとは，行動を生じさせ目標に向かって行動を持続させる働きをさす．

1 動機付けとは

動機とは，人が何らかの行動をするための要因のことであり，ある行動を生じさせ，目標に向かって行動を持続させる過程や働きを**動機付け**とよぶ．たとえば，あなたは今，とてもお腹が空いているとしよう．空腹に耐えかね，食べ物を見つけるやいなや口に入れるだろう．このとき空腹は，食べ物を探しに行くという行動を動機付けている．ここでの空腹といった生理的欲求や内的な要因は動因とよばれ，ここでの食べ物といった報酬や外的な要因は誘因とよばれる．

2 生理的動機付け

ウォルター・キャノン (Walter Cannon) は，行動を生み出す動因には**ホメオスタシス (homeostasis)** という働きが重要であると考えた．ホメオスタシスとは，環境が変化しても身体の内的なバランスを一定に維持しようとする働きのことである．たとえば，外の気温が変動しても，体内の温度は一定に保たれるのは，ホメオスタシスによるものである．ウォルター・キャノンは，喉の渇きや空腹などの動因が内的バランスを崩し，内的バランスを取り戻す方向に行動を動機付けると考えたのである．

3 マズローの欲求階層説と動機付け

人間には，生理的な一次的欲求が満たされることで生じる，二次的欲求が存在する．アメリカの心理学者である**アブラハム・マズロー** (Abraham Maslow) は人間の欲求が，生理的欲求 (食欲，睡眠欲，呼吸欲など)，安全の欲求 (身の安全，身分の安定など)，所属と愛の欲求 (集団への所属，友情など)，尊敬と承認の欲求 (自信，能力，他者からの承認など)，自己実現の欲求 (自己の成長，創造的・生産的な能力を成長させたいという欲求など) の5つに分かれるとする**欲求階層説** (Maslow's hierarchy of needs) を提唱した (**図**)．

1〜4層までの欲求は，不足によって生じることから欠乏欲求ともよばれ，より下層の欲求が満たされることで生じるものである．4層までの欲求がすべて満たされると，自己の成長を求める自己実現の欲求 (成長欲求) が生じる．アブラハム・マズローは，人間は自己実現に向かって絶えず成長していくと考えた．

4 内発的動機付けと外発的動機付け

自己実現の欲求段階では，欠乏欲求が満たされているため，ホメオスタシスに乱れがないはずである．人間を自己実現へと向かわせるには，どのような動機付けが有効なのであろうか．このような問いに対して，アメリカの心理学者であるマーク・レッパー (Mark Lepper) とデヴィッド・グ

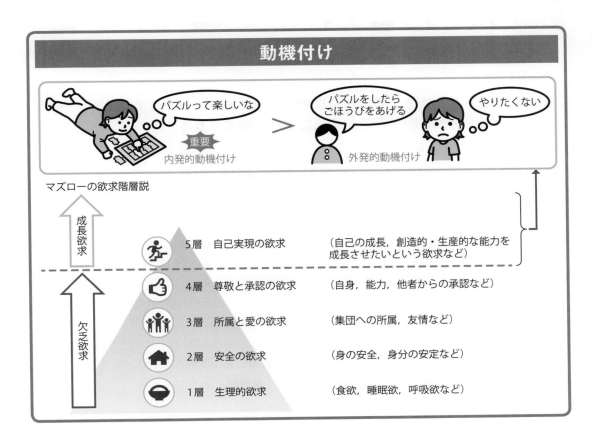

リーン（D, Greene.）は，明らかな報酬がない，自発的に生じる内発的動機付けの重要性を示している（1975）.

　彼らは，幼稚園の子どもたちを，パズルを解けば報酬としておもちゃで遊んでよいことを事前に知らせた群と（報酬期待条件），報酬なしにパズルを解いてもらう群（報酬期待なし条件）とに分けた．その結果，報酬期待条件では，報酬期待なし条件よりもパズルを解くことの興味が減ることを示した．すなわち，事前に報酬を期待させられて何かを行うと，やがて自発的にはその行動をしなくなるということである（**アンダーマイニング効果：undermining effect**）．アンダーマイニング効果は，報酬が期待される場合に，自分の行動が他者から決定されていると感じてしまったり，報酬を得るために手段として感じたりする場合に生じると考えられている.

　その他多くの研究結果が，外発的な動機付けよりも内発的な動機付けにおいて，自発的な行動を持続させるといったよりよい効果を示唆している．とりわけ，自己決定は重要な内発的な動機付けの要因であると考えられている．欠乏欲求がすべて満たされた状態において，自分の行動を自己決定することが，人間を自己実現へと内発的に動機付けるのである.

（柴田理瑛）

CHAPTER 4 情動・動機付け・パーソナリティ・社会

LECTURE 4-3 パーソナリティ

PT・OT・ST
国試出題

POINT

その人らしさを形作る心理的な特徴のことをパーソナリティとよぶ．パーソナリティは遺伝的要因と環境的要因によって形成される．

---

1 その人らしさ（パーソナリティ）は遺伝と環境により形成される

「十人十色」という言葉もあるように，人はそれぞれ他者とは異なる考え方をもっている．心理学においては，こうした個人差を説明する心理的特徴のことを<u>パーソナリティ（personality）</u>[※1]とよぶ．

似たような意味をもつ言葉としてcharacter（性格）やtemperament（気質）という言葉がある．前者はギリシア語の「刻み込む」という意味の言葉を語源とし，育った環境によって後天的に形成される側面が強調される．後者は，遺伝のように生まれもった先天的な側面が強調される概念である．

彫刻の性質や姿形が，素材の性質と外部（彫刻刀やそれを使う人間）からの働きかけによって決まるように，パーソナリティも遺伝要因と環境要因が影響しあって形作られると考えられている．こうした考え方を遺伝と環境の**相互作用論**，もしくは，**輻輳説**とよぶ．

※1　従来日本語では「人格」という表現が用いられることが多かった．

2 類型論（typology）ではパーソナリティを少数のカテゴリに分類する

皆さんは自分自身のパーソナリティを尋ねられたとき，どのように答えるだろうか．「A型っぽく几帳面」「日本人らしく控えめ」などと答えるかもしれない．○○型や○○人的などのように，パーソナリティをいくつかのタイプに分類してラベル付けすることでその理解を容易にしようとする考え方を**類型論**とよぶ．

実証的裏付けのある類型論[※2]として，体型とパーソナリティの関連性を指摘した<u>クレッチマー</u>（Kretschmer）による類型論などが知られている．彼は体格を肥満型・細長型・筋骨型の3種類に分類し，それぞれの体型に対応するパーソナリティとして，躁うつ気質（肥満型）・分裂気質（細長型）・粘着気質（筋骨型）を提唱した．

類型論は人間の多様なパーソナリティを少数のタイプに分類するため，理解しやすいという利点がある．一方で，ごく少数の分類にパーソナリティをまとめてしまうため，中間型の存在を無視してしまうという短所がある．極端な例として，全世界80億人のパーソナリティを東洋人的・西洋人的の2種類に分類した場合，数十億人単位が同一パーソナリティとしてまとめられてしまうことになる．

※2　血液型性格診断などの類型論は，学説としては否定されている．

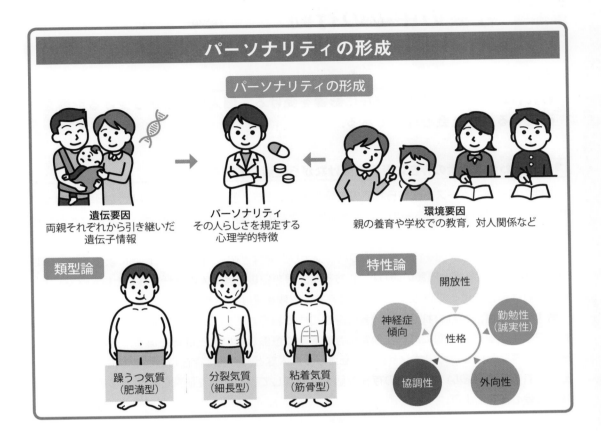

パーソナリティの形成

パーソナリティの形成

遺伝要因
両親それぞれから引き継いだ
遺伝子情報

パーソナリティ
その人らしさを規定する
心理学的特徴

環境要因
親の養育や学校での教育，対人関係など

類型論

躁うつ気質
（肥満型）

分裂気質
（細長型）

粘着気質
（筋骨型）

特性論

開放性

神経症
傾向

勤勉性
（誠実性）

性格

協調性

外向性

---

3 特性論 (trait theory) ではビッグファイブ理論が現在の主流である

　今後カラオケに行く機会があれば，ぜひ一度採点機能を使って熱唱してみてほしい．心を込めて歌い上げた後，画面には歌唱力に関するいくつかの項目をレーダーチャート化したものと各得点の合計が映るだろう．

　この採点の背景には，「歌唱力」という能力をより細かい要素，たとえば「音程」「リズム」「ビブラート」等に分け，そうした要素が歌の中にどの程度含まれていたかによって歌唱力を測定するという考え方がある．このとき，音程・リズム・ビブラートの各能力は，歌唱力を構成する因子であると表現され，歌唱力の個人差は各因子をどの程度有しているかという量の差により示される．

　こうした考え方を人間のパーソナリティに適用したのが**特性論**である．パーソナリティの構成因子について，因子分析という方法を用いて実証的に検討した人物がキャッテル (Cattell) である．因子分析による研究の蓄積の結果，現在では5つの因子からパーソナリティ特性を理解する**ビッグファイブ理論**が主流である．神経症傾向，外向性，開放性，協調性，勤勉性（誠実性）の5因子からなる．

（小林　智）

LECTURE 4-4 社会の中での行動

POINT
われわれの行動は他者の存在に影響を受ける．個人が社会から受ける影響を研究するのが社会心理学である．

1 われわれは他者の存在に影響を受けながら生活している

事件の様子がニュースで報じられるのを見聞きしたとき，犯人に対してどのような印象を抱くであろうか．「危険な奴もいるものだ」「なぜ犯罪に走るのか理解できない」など，犯人に対する否定的な考えが浮かんでくるだろう．

われわれは行動の原因を行動者本人のパーソナリティなど個人内の要因に過剰に求める傾向があるとされている（基本的帰属の誤り）．もちろん，罪を犯した者個人に責任がないとはいえないが，われわれは自分で思っている以上に他者の存在に影響を受けている．

考えてみれば，われわれは日々他者の存在の中で暮らしている．学校であれアルバイト先であれ，日常生活を送る空間において他者の存在を全く意識しないことは稀である．近年では「映え」を求めて写真を撮るためにオシャレな店を渡り歩く人など，眼前に存在しない他者によって行動が影響される場面も多い[1]．他者の存在が個人に及ぼしている影響を研究の対象とする心理学の領域を**社会心理学**とよぶ．

※1　自分への印象を操作するための情報開示戦略を自己呈示とよぶ．

2 他者の存在は行動に否定的にも肯定的にも作用する

混雑した電車で座ることができたが，一息ついてスマートフォンに目を落としたその瞬間，視界にお年寄りが入った．このような状況で一度の例外もなく席を譲ることができていたか，今一度振り返ってみてほしい．

優しいと評判で，リハに関する勉強を一生懸命している人であったとしても，①「私以外の誰かが譲るだろう」，②「誰も席を立たないということは譲る必要がある程の歳ではないのかも」[2]，こうした考えが頭にチラついて結果的に座ったまま目的地まで辿り着いてしまったことがあるかもしれない．周囲に他者が存在することが明らかであることにより，行動が抑制されることを**傍観者効果**とよぶ．

他者の存在は行動の生起頻度だけでなく，生起した行動のパフォーマンスにも影響を及ぼすことが知られている．一般に，単純であったり得意であったりする課題へのパフォーマンスは，単独でやる条件よりも他者が存在する条件においてパフォーマンスが向上することが知られている．他方で，複雑な課題や苦手とする課題へのパフォーマンスは，他者が存在する条件においてよりパフォーマンスが低下することが知られている．前者の現象は**社会的促進**，後者の現象は**社会的抑制**とよばれる．

※2　①のような考えを責任の分散，②のような考えを多元的無知とよぶ．

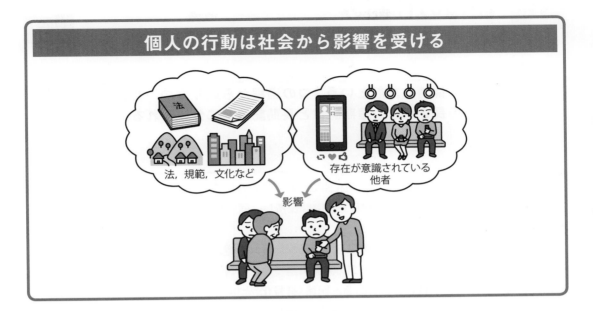

個人の行動は社会から影響を受ける

法，規範，文化など

存在が意識されている他者

影響

3 ▌ 他者の存在は個人だけではなく集団の性質にも影響を及ぼす

　大学や専門学校という身近な組織 1 つをとってみても，そのなかには学部学科などの集団や自分が所属している友だち集団など，いくつかの集団が混在していることが分かる．こうした集団は，自分自身が所属している集団を内集団，それ以外の集団を外集団として区別できる．

　自分の所属している学科が他の学科に比べて評判がよいと気分がよくなるように，人は自分の所属している集団の利益を最大化したいと考える傾向にある．こうした考えに基づいた行動は**内集団びいき**とよばれる．

　内集団に対するひいきは外集団への敵対心を引き起こすことが知られている．内集団と外集団とが競い合う状況はもちろんのこと，特に対立する理由のない状況であっても，人は外集団の利益が大きくならないように内集団をひいきする．集団同士の葛藤を解消するための方法として，グループ間で協力しなければ達成できない共通目標を設けることが有効であるとされている[3]．

※3　食事の機会を設けるなど接触頻度を増やすだけでは，逆効果になる．

(小林　智)

コラム　臨床で使う期待価値理論や自己決定理論

　期待価値理論の「期待」とは目標を達成できそうかという見込みのことで，「価値」とは目標にどれくらい魅力があるかということである．たとえば，「片手での野菜切り，できるかなぁ…できそう」というのは期待で，「これができたら念願の自炊ができるぞ」というのが価値である．この 2 つの要素が練習に励む動機を生み出すというのが，Atkinson（アトキンソン）が提唱した理論である．

　自己決定理論とは，ある活動自体にやりがいを感じて行動する内発的動機づけに至るためには，「有能さ（少しずつ上手くなること）」「関係性（仲間と一緒に取り組むこと）」「自律性（取り組む題材を自由に選べること）」が重要であるとする，Deci（デシ）と Ryan（ライアン）が提唱した理論のことである．　　　　（佐竹真次）

LECTURE 5-1 記憶の仕組み

POINT

記憶は，記銘，保持，想起という3つの過程から成り立つ．また，情報が保持される時間の長さから，短期記憶と長期記憶とに分けられる．

1 記憶の3過程

一般に記憶とは，過去に経験した情報を頭に入れて忘れないこと，あるいはその情報の内容を指す．心理学的には，「過去の経験を貯蔵あるいは保持し，何らかの形で再びそれを取り出して再現する機能をいう」と定義されている[1]．

伝統的な記憶研究においては，記憶は3つの過程に分けて捉えられてきた．すなわち，記銘，保持，想起の3過程である．コンピュータの発達に基づいた情報処理理論によると，それらは順に符号化，貯蔵，検索とよばれることもある．**記銘（符号化）**とは，情報を覚える，あるいは情報が記憶システムに取り込まれる過程である．**保持（貯蔵）**とは，記憶システムに取り込まれた情報を後に利用する機会まで保存する過程である．また，取り込まれたはずの情報が消去されてしまうことは忘却とよばれている．**想起（検索）**とは，保持されていた情報を取り出す過程をさす．

2 短期記憶と長期記憶

記憶の分類の仕方の1つとして，情報を保持している時間の長短によって分ける方法がある．短期記憶と長期記憶である．**短期記憶**とは数秒〜数分程度保持される記憶のことで，**長期記憶**とは数分〜数年の間保持される記憶のことを指す．また，短期記憶の容量には限界がある．ジョージ・ミラー（George Miller）は，短期記憶の容量が7個のチャンク（情報のかたまり）であり，容量の多い人で+2の9チャンク，少ない人で−2の5チャンクであるというモデルを提唱している．一方で，長期記憶は容量の制限はないものと考えられている．

こうした短期記憶と長期記憶とに分けるモデルと関連して，記憶の貯蔵庫としての短期貯蔵庫と長期貯蔵庫からなる**2貯蔵庫モデル**が提案されている（図）．すなわち，外界からの情報はまず感覚登録器に入力され，それらのうち注意された情報のみが短期貯蔵庫に入り，その一部の情報がさらに長期貯蔵庫に入るといった仕組みになっている．また，入力された情報を効率よく維持するためには，短期記憶で**注意やリハーサル**を行うこと（例：「鳴くよウグイス平安京」と繰り返す）や，長期記憶で**体制化**[※1]や**精緻化**[※2]を行うことが有効であると考えられている．

また，自由再生法とよばれる方法を用いて，複数の単語を提示し順序に関係なく思い出すように求めると，始めに提示した数項目と最後に提示した数項目が再生される割合が，その他の項目の再生される割合より高いことが知られている．前者は初頭効果，後者は新近効果として知られている．なお，自由再生法以外にも，提示された順序どおりに再生することを求められる系列位置再生や，刺激に関する手がかりをもとに再生する手がかり再生法なども存在する．

※1 情報を整理しカテゴリー化したり，構造化したりしながらお互いに関連をもつようにすること．
※2 イメージや知識を加えることで情報を覚えやすい形に変換すること．

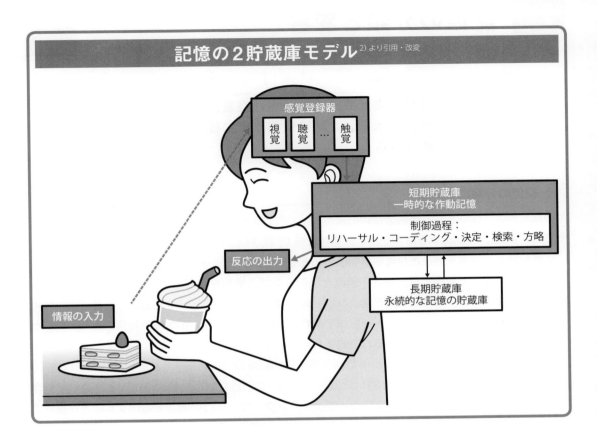

記憶の2貯蔵庫モデル[2)より引用・改変]

感覚登録器

視覚　聴覚　…　触覚

短期貯蔵庫
一時的な作動記憶

制御過程：
リハーサル・コーディング・決定・検索・方略

反応の出力

長期貯蔵庫
永続的な記憶の貯蔵庫

情報の入力

3 ┃ ワーキングメモリについて

　短期記憶の発展的なモデルとして**ワーキングメモリ（作業記憶）**の存在が知られている．情報を単に保持するだけでなく，編集処理機能を併せもつことがワーキングメモリの特徴として挙げられよう．たとえば，数唱のうちの逆唱課題（たとえば，1-2-3の順番で教示されたら3-2-1とひっくり返して想起する）は教示された内容を編集して想起する必要がありワーキングメモリを測定していると捉えられる．中央実行系，視空間パッド，音韻ループからなると考えられている．視空間的パッドが視覚的なコードに基づく情報を，音韻ループが音声コードに基づいて言語的情報をそれぞれ一時的に保持する役割を担い，中央実行系はそれらの情報と相互作用して制御する役割を担っていると考えられている．なお，一般にワーキングメモリは加齢の影響を受けやすく，人間の思考や行動を制御する実行機能と密接に関わっていることが知られている．前頭葉が関与していると考えられている．

（平野幹雄）

LECTURE
5-2

記憶の分類と変容

POINT

保持される情報の種類によって，長期記憶は宣言記憶と非宣言記憶とに分類される．また，最初に提示された記憶情報が後に提示された情報によって変容させられる可能性がある．

1 記憶の分類について

長期記憶は，保持される情報の種類によっていくつかのサブタイプに分類されている．スクワイヤ (Squire) は，長期記憶を宣言記憶と非宣言記憶 (手続き記憶) とに分類した (図)．

宣言記憶とは意識することが可能な記憶のことを指し，エピソード記憶と意味記憶とがこれに含まれる．**エピソード記憶**とは，特定の時間と場所に関する情報を含む出来事に関する記憶である．**意味記憶**とは，時間と場所の情報を含まない一般的な知識に関する記憶である．たとえば，小学校の入学式の際の具体的なエピソードの記憶であればエピソード記憶，小学校や担任の先生の名前などの記憶であれば意味記憶にそれぞれ分類される．

一方，**非宣言記憶 (手続き記憶)** とは意識を伴わない記憶のことを指す．たとえば，「ピザ」を10回言ったあとに「ひじ」を「ひざ」と言い間違えるといったことが挙げられよう．運動学習や技能学習，プライミングなどがそれに含まれる．**プライミング**とは，先行の刺激を処理することが後続の刺激の処理に何らかの影響を与える (促進あるいは抑制する) ことをさし，先行の刺激と後続の刺激との関係が直接あるものを直接プライミング，そうでないものを間接プライミングに分けるなど，いくつかのプライミングに下位分類されることが知られている．

2 記憶に関する2つの古典的研究

心理学における記憶に関する古典的研究として知られているのは，エビングハウス (Ebbinghaus) によるものである．エビングハウスは自分自身を被験者とし，有意味な単語ではない無意味綴り (QUM，FCVなど) の刺激を用いた実験を行った．その結果，保持される情報の量は記銘後の短時間に著しく減少し，その後緩やかな減少に転じることを見出した (**エビングハウスの忘却曲線**として有名である)．

一方で，記憶研究のもう1つの古典的研究として，バートレット (Bartlett) による研究が知られている．バートレットは，われわれが実生活で用いている記憶素材に近い，実在する短い物語を想起させる実験を行った．その結果，彼は，保持期間が長くなるほど物語が再生される量は減ることを明らかにした．同時に，物語の細部やなじみの薄い事柄は省略されるなど，再生内容に変化が生じることが同時に明らかにされ，その背景にはスキーマ (知識の体制化) が関与していると考えられた．

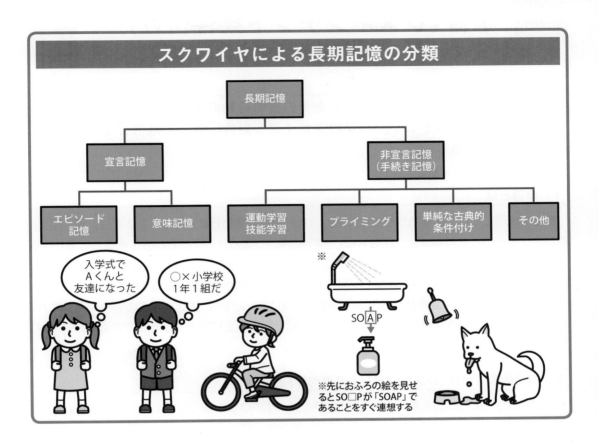

3 記憶の変容について

　エビングハウスの古典的な研究以来，情報処理理論の台頭もあり，心理学における記憶研究は与えられた情報をいかに正確に処理できるかという観点から，対象者の想起成績をもとに研究されてきた．いわゆる厳密な実験に基づいた記憶研究が主であった．一方，1980年前後より，記憶の日常的な側面に焦点を当てた研究も行われるようになった．対象者個人が直接経験した出来事に関する記憶である自伝的記憶や，対象者の将来の予定に関する記憶である**展望記憶**などである．また，バートレットの研究以降あまり着目されてこなかった記憶の変容に関する研究も再び注目されるようになった．ロフタス (Loftus) によってなされた目撃証言の記憶※に関する研究が有名である．対象者は，自動車事故の現場を最初に見せられる．その後に事故を起こしたときの車のスピードについて「車が激突したとき」にどのくらいスピードが出ていたかと尋ねられた対象者は，「車がぶつかったとき」にどのくらいスピードが出ていたかと尋ねられた対象者より，車のスピードが出ていたと回答する傾向にあることが見出された．こうしたことから，ロフタスは最初に見せられた事故現場の情報がその後の「車が激突した」という情報によって変容させられることを明らかにした．

※　ロフタスの研究の成果は，実際の裁判での目撃証言の信憑性に対して多大な影響を及ぼした．

（平野幹雄）

LECTURE 5-3 学習（レスポンデント条件付け）

POINT

学習とは，経験の結果として生じたその後の行動の変容を指す．古典的条件付けに関する研究として，パブロフがイヌを対象に行った唾液分泌に関する研究が有名である．

1 学習とは

動物や人間において生まれつき生体に備わった行動を**生得的行動**という．たとえば，反射（目に物が入ってくるときのまばたき反射など）や本能行動（ウミガメの子どもが孵化後直ちに海を目指す）などが含まれる．一方，生後に経験したことに基づいて習得された行動や変化した行動などを**習得的行動**という．学習とは，経験の結果として生じたその後の行動の変化を指す．また，心理学事典[1]によると「言葉を覚えたり，生活習慣を身につけたり，学校でいろいろな学課を勉強したり，スポーツや技術を習得することなどは，すべて学習という概念に含めることができる」と述べられている．

2 古典的条件付け（レスポンデント条件付け）とは

食べ物を口に入れると唾液が出る．また，新生児の手のひらを指でなでるとその指をぎゅっと握る（**把握反射**）※．こうした反応には特別な訓練や教育は必要なく，生得的な反応であることが知られている．このような生得的かつ反射的な反応を**無条件反応（レスポンデント反応）**という．また，無条件反応をいつでも同じように生じさせる刺激のことを**無条件刺激（誘発刺激）**という．たとえば，食べものを口に入れることは無条件刺激であり，その結果として唾液が出ることは無条件反応と捉えられよう．また，無条件刺激とは無関係の刺激のことを**中性刺激**とよぶ．たとえば，音楽が鳴るだけでは直接唾液を誘発しないので中性刺激と捉えられる．ところが，音楽を鳴らしてから食べ物を口に入れると，そのうち音楽を鳴らしただけで無条件反応が生じて唾液が出るようになる．無条件刺激と中性刺激との間に連合が形成されたものと考えられる[3]．このように，本来は無条件反応を生じさせない中性刺激によって無条件反応が生じるようになることを**古典的条件付け（レスポンデント条件付け）**という．

※ 新生児における反射には，この他にMoro反射（大きな音などに反応して両手で抱きつくようなポーズをする）やBabinski反射（足の裏を刺激すると親指が足の甲の方に曲がると同時に，残りの4本の指が外側のほうに開く），原始歩行（床に足をつけると，足を交互に動かすような動作をする）などがある．

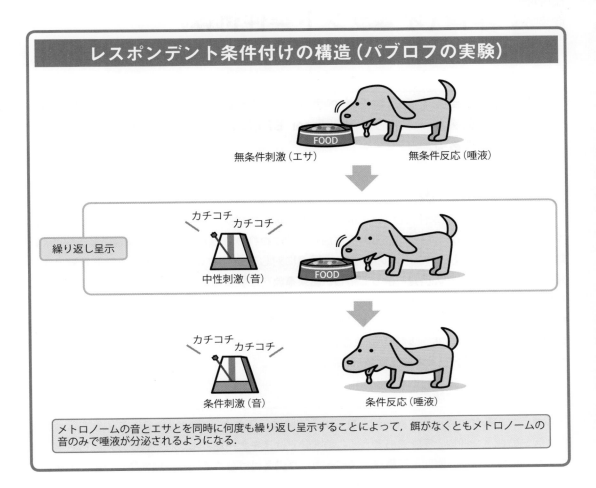

レスポンデント条件付けの構造（パブロフの実験）

無条件刺激（エサ）　　　　無条件反応（唾液）

繰り返し呈示

カチコチ　カチコチ
中性刺激（音）

カチコチ　カチコチ
条件刺激（音）　　　　条件反応（唾液）

メトロノームの音とエサとを同時に何度も繰り返し呈示することによって，餌がなくともメトロノームの音のみで唾液が分泌されるようになる．

3 パブロフの実験について

　ロシアの生理学者であった**パブロフ** (Pavlov) はイヌを使った**唾液分泌**の研究を行った．研究を通じて，実際は食物が口に入っていないにもかかわらず，餌を運ぶ足音などだけでもイヌの唾液が分泌されることに気がついた．こうしたことに基づいて彼は具体的に以下のような実験を行った．

　パブロフはイヌに手術を行い，口の中に管を通すことによって，分泌された唾液が外部の容器に蓄積されその量を測定できるようにした．メトロノームの音がまず提示され，その後に肉粉（エサ）が吹き付けられた．肉粉によってイヌには唾液分泌が生じる．メトロノームの音と肉粉とを繰り返し提示すると，メトロノームの音が提示された時点でイヌの唾液分泌が生じる．最終的にはメトロノームの音のみでも唾液分泌が生じることが明らかにされた．また，同一対象のイヌに実験を繰り返すことで，唾液分泌の量が増えるとともに**反応時間**も短くなっていくことを明らかにした．要約すると，肉粉が無条件刺激，唾液が無条件反応であり，メトロノームの音が条件刺激，メトロノームの音に対する唾液反応は条件反応とすることができるだろう（**図**）．

（平野幹雄）

LECTURE 5-4 学習（オペラント条件付け）

POINT

環境に対して自発する行動をオペラント行動という．オペラント条件付けとして有名な研究は，スキナー（Skinner BF）による白ネズミを用いたレバー押しの実験である．

1 オペラント条件付け

前項で述べた古典的条件付け（レスポンデント条件付け）は，刺激に対する反応によって成り立つものであった．しかしながら，実際の生活場面ではわれわれ個人が自発的に環境に働きかける行動も多いものと考えられる．そのような，環境に対して**自発**する行動を**オペラント行動**とよぶ（図）．オペラント行動の自発によって新しい**結果事象**を経験することになる．もし，刺激事象によりオペラント行動の頻度が変化するとき，その刺激事象のことを**強化子（強化刺激）**とよぶ．刺激が呈示されることにより，オペラント行動の頻度が増加する場合，その刺激は**正の強化子（正の強化刺激）**とよび，対照的に，刺激が除去されることにより，オペラント行動の頻度が増加する場合，その刺激は**負の強化子（負の強化刺激）**とよぶ．

2 スキナー箱の実験

オペラント条件付けとして最も知られている実験は，**スキナー**（Skinner BF）によって行われた白ネズミのレバー押しの実験であろう．この実験では**スキナー箱**とよばれる装置が用いられた．スキナー箱にはレバー，餌皿，豆電球，スピーカーが備え付けられている．白ネズミが箱の中を走り回っているうちに偶然レバーを押し（オペラント行動），その結果として餌（結果事象）をもらえる．何度か偶然にレバーを押し，餌をもらえるという経験（強化子）が繰り返されていくうちに自発する頻度が高くなるということが明らかにされた．また，豆電球やスピーカーからは弁別刺激（行動の手がかりとなる刺激）が与えられた．具体的には，ブザー（弁別刺激）が鳴ったときにレバーを偶然押すと餌が出てくるという仕組みにしたところ，ブザー（弁別刺激）が鳴ったときにレバーを押す行動（オペラント行動）の頻度が高まった．

また，**ソーンダイク**（Thorndike EL）はネコを対象とした実験を行っている．この実験では，木の箱の中にネコを入れ，箱の外には餌が置かれていた．ロープあるいはその先端の棒をネコが引くと扉が開く仕組みである．ネコは最初箱の中でウロウロしたりじっとしたりしていたが，そのうち偶然にロープを引くことによって箱の外に出て餌を得ることができた．実験を繰り返すと，ネコはロープや棒に働きかける行為を増やし，また，外に出られるようになるまでの時間も短くなっていくことが示された．

スキナーの研究とソーンダイクの研究において共通していることの1つは，特定の行為に対して報酬（餌）が与えられていることであり，これを**強化**とよんでいる．彼らの研究とは対照的に，苦痛を与えるような刺激を与えそうした刺激から逃げたり（**逃避反応**），そうした刺激の前に与えられる弁別刺激によって回避したり（**回避反応**）することを学習すること，また，特定の行動の後に

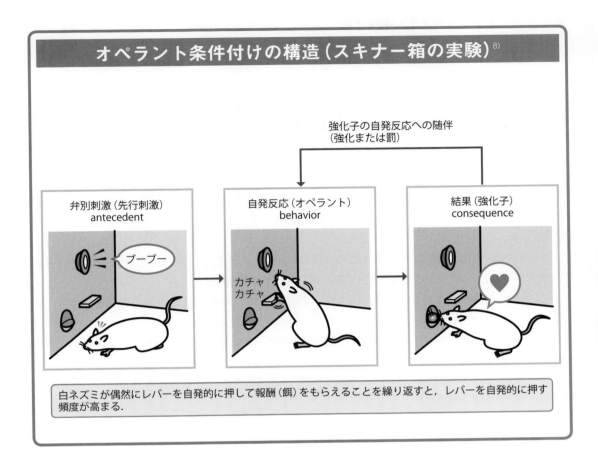

オペラント条件付けの構造（スキナー箱の実験）[8]

強化子の自発反応への随伴
（強化または罰）

| 弁別刺激（先行刺激）
antecedent | 自発反応（オペラント）
behavior | 結果（強化子）
consequence |

白ネズミが偶然にレバーを自発的に押して報酬（餌）をもらえることを繰り返すと，レバーを自発的に押す頻度が高まる.

嫌悪刺激が与えられると，その行動が減少することを**罰**とよぶ[※].

※　望ましくない行動が，嫌な刺激が与えられることで減少することを正の罰，報酬そのものがなくなることで減少することを負の罰という.

3 試行錯誤学習と洞察学習

　前述したソーンダイクのネコを用いた研究では，ネコは箱から出るためにさまざまに動き回ってようやくロープや棒に働きかけるという解決行動が生じる．何度か実験を繰り返した後でも直ちに解決行動が生じるわけではなく，徐々に解決行動に至る時間が短くなっていく．それゆえ，そうしたネコの行動は**試行錯誤学習**とよばれている.

　一方，**ハーロウ** (Harlow H) は，サルが長さの違う 2 本の棒のうちの短い棒で長い棒を取り，さらに長い棒を用いてバナナを取るという実験を行った．この際，サルは試行錯誤を繰り返すことなく，1 回で問題解決に至ることが示された．ケーラー (Köhler W) はこれを**洞察学習**とよび，情報の**再体制化** (洞察による認知構造の変化) が生じたためと説明した (ただし，棒を使ったことのないサルでは同様の結果は起こらないこともその後明らかにされている).

（平野幹雄）

LECTURE 6-1 言語の仕組み

ST
国試出題

POINT

ことばを理解し，使うためには，言語知覚，音韻知覚，構音，記号的理解，文脈的理解といったさまざまなことが関係している．

1 言語理解のプロセス

「ri/n/go」という音声によって発せられたことば (音声言語) を理解するには，まず聞いた音から構成する言語音を正確に聞き分け，それらを既に記憶している音韻と照合し「ri/n/go」であることを理解する．

次に「ri/n/go」という音が何を表す記号であるか知識との照合が行われ，語彙リストから「りんご」を取り出し，「りんご」がもつ意味 (果物，赤いなど) を理解する．

文字言語の場合は，文字の形を正確に捉え，音韻の記号「り/ん/ご」であることを理解する．知識との照合については音声，文字のいずれも同じプロセスをたどる．

「りんご」の文字を理解するためにはri/n/goがそれぞれの音節に対する記号であることの理解が必要になる．言語獲得初期の子どもはことばを音の塊で認識しているが，4歳頃から音韻意識が発達しはじめ，「ri/n/go」は3つの音節で構成されていることがわかるようになる．これに伴い平仮名やカタカナの習得ができるようになる．

2 音韻知覚の発達

音声の言語を知覚する (言語知覚) ためには，音声言語の最小単位である音韻知覚が発達しなければならない．

聴覚は胎齢28週でほぼ完成し胎内にいるときから母親の声を聞き分けている．新生児は母国語と異国語の違いを区別でき，母国語の音声に敏感に反応し好む傾向がある．また，/ba/ と /da/ といった音節単位の言語も弁別でき，あらゆる言語に適応，獲得できる能力を備えている．

この**弁別能力**は乳幼児期特有の能力であり，10か月頃になるとしだいに消失していき母国語に用いられていない音素 (たとえば/r/) の知覚が困難になる．この能力の消失は，誕生後の環境への適応によって特定の言語の音韻体系と合致した音韻知覚をするようになり，言語処理が専門化していくことを示している．

3 構音発達

肺から出される呼気が気管支・気管を通り，喉頭・咽頭を通り，口腔から口あるいは鼻腔から体外に出る．気管と喉の途中には声帯があり幅の狭い隙間になっているため，呼気により声帯が振動を起こすことで音声が生じる．

この音声が咽頭・口腔などで共鳴を起こしながら体外に出ることで発声が起こる．咽頭・口腔の形を変えることで共鳴の仕方を変えることができ，多種の音声を作りあげることができる．これを**構音発達**という．

言語の仕組み

構音の発達

1)を参考に作成

母音は反射や共鳴などの加工と声道（咽頭・鼻腔・口腔）の形の変化によって生成する
子音は舌，口唇，軟口蓋の構音器官の位置を変化させて子音の種類が調節される

構音器官	構音	発達の目安
唇を閉じる	マ行・バ行・パ行	2〜4歳頃
唇から息を出す	フ	3〜4歳頃
舌先を上歯茎につける	ナ行・タ行・ダ行・ラ行	ナ行・タ行（ツ除く） ダ行：3〜4歳 ツ：5歳頃 ラ行：6歳頃
舌先を上歯茎に近づける	サ行・ザ行	サ行：5歳頃 ザ行：6歳頃
舌の後方を口蓋につける	カ行・ガ行	3〜4歳頃
声門から息を出す	ハ・ヘ・ホ	3〜4歳頃

音声言語の処理過程

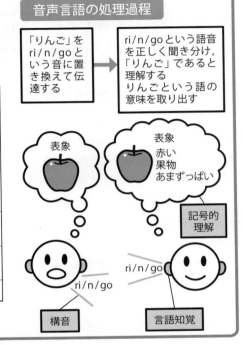

「りんご」をri/n/goという音に置き換えて伝達する

→ ri/n/goという語音を正しく聞き分け，「りんご」であると理解する
りんごという語の意味を取り出す

表象

表象
赤い
果物
あまずっぱい

記号的理解

ri/n/go

構音

言語知覚

　新生児の発声器官は大人とは異なる構造をしているため言語音を産出できない．4〜6か月頃には咽頭部の下降により咽頭部が拡大し音を共鳴させることができるようになる．また，舌の可動域も広がり言語音に近い音声を産出できるようになる．1歳後半に著しい構音発達がみられるが音の分化には不十分さがみられ，3歳半〜4歳半にかけて急速に発達する．

4 語彙の発達

　語彙とは特定の言語で使用される語の全体を指す．オグデン（Ogden）とリチャーズ（Richards）はことばや身振りなどの象徴（能記/意味するもの）は表象（イメージ）によって対象（所記/意味されるもの）と結びつけられているとしている．

　すなわち，語彙「ri/n/go」「りんご」は実物のりんごそのものと直接的に結び付いているのでなく，りんごの表象を媒介して結びついていると考えられている．

　対象（指示物）を表象して，その表象をことばなどで代表する力を**象徴機能**とよぶ．象徴機能が発達することにより，指示物が概念や他者の信念といった抽象的な事象であってもことばで代表することができるようになる．

　また，比喩・皮肉・冗談などはことばの意味が話し手の意図によって変化する．このような場合は，文字どおりではなく文脈的に理解する**語用論**の発達が必要となる．

（飯島典子）

言語の障害

POINT

言語の障害は多様であり，それぞれの特徴に応じた支援が必要となる．また，後天的に生じた言語機能の障害は失語症とされる．

1 語彙・統語にかかわる障害

生活年齢から期待される語彙の獲得と使用，統語スキルと実際の状態との差が大きい場合に言語の障害が認められる．語彙発達は共同注意，象徴機能といった認知発達を基盤とし，統語は語の意味を特定化するための語使用のシステムとして機能している．したがって，語彙と統語にかかわる障害は知的発達と関連する場合がある．

ことばの理解力に比べて表出言語の困難さが顕著である**表出性言語障害（特異的言語障害と類義）**は，知的発達とは異なる要因が想定され，限局性学習障害など他の発達障害の幼児期の症状の1つと捉える場合もある．

DSM-5-TRの限局性学習障害の診断基準では，「読字・音読，読解，綴字，書字，数の概念・計算，数学的推論のいずれかの困難が1つ以上存在し，6か月以上持続し，それらが年齢に期待される能力から著しく劣っている．この困難さが知的障害や聴力障害など他の精神神経疾患や家庭環境などにはよらない」とされている．

このうち，先天的な読み書き障害は後天的な脳損傷による読み書き障害と区別し，発達性読み書き障害（発達性ディスレクシア）とされている．正確あるいは流暢な単語認識の困難さや，判読・綴字能力が低い特徴がある．

2 発声・発語

音声言語の産出に関する障害には，発声障害，構音障害，吃音がある．

・**発声障害**：肺から吐き出される空気の流れが声門を通って声帯を振動させる過程にトラブルが生じている．

・**構音障害**：発音に問題があり，口蓋裂など発声発語器官の形態的な原因による**器質性構音障害**，麻痺などを伴う神経学的な原因による**運動性構音障害**，原因が特定されない**機能性構音障害**がある．運動性構音障害を引き起こす疾患は多様で，大脳から発声発語器官までのどの神経や筋肉部位に生じた病変かによって構音障害の特徴が異なる．

有意味言語を獲得しはじめた頃の子どもには「サカナ」を「タカナ」と言うなど構音の誤りが多くみられる．これは構音発達が未熟なために生じる誤りであるが，小学校就学時においてみられる場合は機能性構音障害とみなされる．

構音の誤りは置換，省略，歪みの3つに分類される．置換は音節を構成する子音部分が他の子音に置き換わる誤り（「ka/ba/n」を「ka/da/n/」），省略は音節中の子音が省略され母音に聞こえる誤り（「go/ri/ra」を「o/ri/ra」），歪みは置換にも省略にも分類されない音の歪みを指す．

・**吃音**：発話のリズムと流暢性に問題がある．構音障害とは異なり，同じ単語でも流暢に話せたり

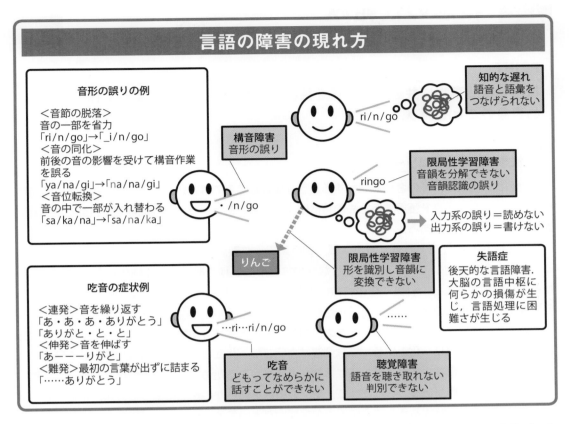

話せなかったりする．また，症状にはまばたき，首を振るなど緊張を伴う随伴的な身体運動がみられる場合もある．吃音を意識するようになると，非流暢性に対する緊張感が高まり人前で話すことへの不安や恐怖といった心理面にも影響を及ぼす．

3 コミュニケーション

　ことばはコミュニケーションの道具として使用され，他者に意図を伝達する働きがある．意図伝達では場面や状況，立場に応じた語の使用が求められるが，これを**語用論**という．語の使用に誤りがある，相手の話が終わらないうちに話し始める，状況に構わず話したいことを話すなどの場合や，語彙・統語や発話・発声には問題がなく言語行為（「依頼」「命令」など行為の遂行）といったコミュニケーションに障害がある場合も言語の障害に含められる．これらの症状は，**自閉症スペクトラム障害（自閉スペクトラム症）**，**注意欠如・多動性障害（ADHD）**などの発達障害にみられる．

4 失語症

　失語症とは，大脳の言語機能をつかさどる部分の損傷による後天性の言語障害のことをいう．失語症の原因の多くは，脳梗塞や脳出血などにより脳の組織が傷害されたことによる．言語障害は言語の4つのモダリティ（聞く，話す，読む，書く）すべてに及ぶが，その症状は大脳の損傷した部分によって異なる．たとえば，大脳のBroca野では，「話す」にかかわる部分（Broca失語），Wernicke野は「聞く」にかかわる部分（Wernicke失語）とされている．

（飯島典子）

LECTURE 6-3 概念の仕組み

POINT

概念とは，事物に共通する性質を抽象化し整理することによって作られる内的表象のことをいう．

1 概念によるカテゴリー化

事物名称の獲得は，その名前を記憶するような単純なことではない．モノやことばは多くの特徴をもっているが，名称を獲得するための特徴はごく一部であったり，外見的な知覚特徴では定義できかったりする場合もある．

たとえば「コップ」であれば，ガラス製，プラスチック製，紙製などさまざまな素材でできている．また，取手が付いているものや小さなものなど形も多様である．ある物体が「コップ」であるかどうか区別するとき，材質や形の特徴は重要な基準にはならず，「飲むことができるもの」というコップのもつ用途の概念によって区別される．

このように事物を分類したグループを**カテゴリー**，さまざまな事物をいずれかのカテゴリーに分類することを**カテゴリー化**という．概念発達はカテゴリー化を行う能力と密接に関係している．

世界には多くの事物があり，それらには複数の特徴があるため，一つひとつに唯一無二の名称をつけて扱うには限界がある．したがって，モノや事象を何らかの観点によって分類，整理するカテゴリー化は世界を理解するうえで必要不可欠な能力だといえる．

2 概念の階層

概念を上位，基礎，下位の3つのレベルによる階層構造で捉える考え方がある（図）．たとえば「椅子」は基本レベルにあたり，「椅子」を包括する「家具」は上位レベル，「折りたたみ椅子」や「リクライニングチェア」などは下位レベルに分類される．

基礎レベルは上位レベル，下位レベルの概念に比べてカテゴリーメンバー間の共通特性（椅子では座面，脚，背もたれなど）が多く，分類する際の認知的負荷が最も少ない．また，基礎レベルにおいて分類の手掛かりとなる特性は上位レベルにおいても分類の手掛かりとなる．

事物とその事物が分類されるカテゴリーとの概念的な関係はことばによって整理することができ，概念発達においてことばは重要な役割を果たしている．事物を特徴付けるカテゴリー知識が増えることによって知覚的特徴による分類を超えた複雑な分類が可能となり，概念的知識がより組織化される．

3 概念表象における定義的特性と特徴的特性

定義的特性とは辞書の定義のように，ある事物をカテゴリー化する際の必要十分条件となり得る特性をいう．たとえば「祖父」であれば「両親の父親」が定義的特性となる．一方，**特徴的特性**はある概念が典型的にもつ特性のことをいう．たとえば「祖父」であれば，「歳をとっている」がそれにあたる．

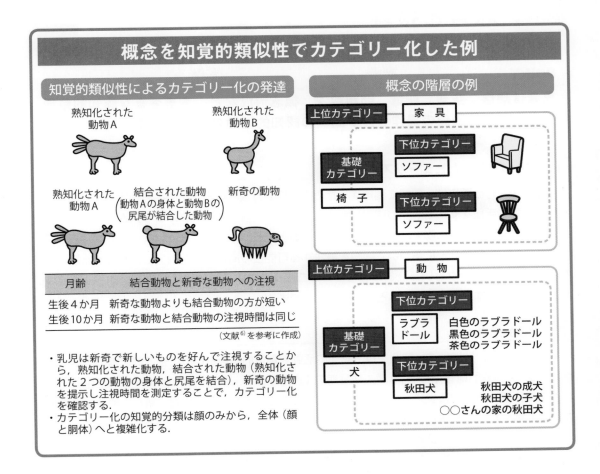

概念を知覚的類似性でカテゴリー化した例

知覚的類似性によるカテゴリー化の発達

熟知化された
動物A

熟知化された
動物B

熟知化された
動物A

結合された動物
（動物Aの身体と動物Bの
尻尾が結合した動物）

新奇の動物

月齢	結合動物と新奇な動物への注視
生後4か月	新奇な動物よりも結合動物の方が短い
生後10か月	新奇な動物と結合動物の注視時間は同じ

(文献[6]を参考に作成)

・乳児は新奇で新しいものを好んで注視することから，熟知化された動物，結合された動物（熟知化された2つの動物の身体と尻尾を結合），新奇の動物を提示し注視時間を測定することで，カテゴリー化を確認する．
・カテゴリー化の知覚的分類は顔のみから，全体（顔と胴体）へと複雑化する．

概念の階層の例

上位カテゴリー　　家具

基礎
カテゴリー

下位カテゴリー
ソファー

椅子

下位カテゴリー
ソファー

上位カテゴリー　　動物

基礎
カテゴリー

下位カテゴリー
ラブラドール

白色のラブラドール
黒色のラブラドール
茶色のラブラドール

犬

下位カテゴリー
秋田犬

秋田犬の成犬
秋田犬の子犬
○○さんの家の秋田犬

定義的特性による概念表象は幼児期から児童期にかけて発達する．子どもは定義的特性についての知識を獲得することで，特徴的特性から定義的特性を概念表象の基礎として捉えるようになると考えられている．

4 │ 理論的概念

本質的な概念的区別に関する知識によって整理する**理論的概念**は，年齢とともに精緻化され，より広い範囲の説明を可能にする．このうち幼児期から発達し重要だと考えられている概念が，無生物と生物に関する**素朴概念（素朴理論）**である．

たとえば，「動く」という現象の背景にある因果関係について，自力によるものか，外から力が作用して引き起こされたのか，その構造的特性によって無生物と生物を区別する．このように，事象を判別する核となる生物学的知識，物理学的知識などさまざまな知識の増大によって概念の構造は詳細に組織化されていく．

(飯島典子)

LECTURE 6-4 思考と推理

POINT

思考は想像，空想，記憶，問題解決，概念形成など，さまざまな認知的処理を含み，心的表象の操作も伴う高次の認知的活動のことである．

1 アルゴリズムとヒューリスティック

　問題解決を行う際には，目標に到達するための手段や方法を見出すために思考する．問題解決に向けて必要な手段をすべて実施し確実に解決にたどりつく解決方略を**アルゴリズム**という．アルゴリズムは問題解決までに膨大な手続きと時間を必要とする．

　これに対し，経験などに基づいて問題を解決する可能性の高い方法を選択し，実行する解決方略を**ヒューリスティック**という．この場合はアルゴリズムのように確実に解決できるとは限らないが，問題を整理することで解決へと向かうことができる．

2 創造的思考

　独創的な発明，問題解決，統合を行う認知的活動を**創造的思考**という．創造的思考の過程には準備期，あたため期（孵化期），啓示期，検証期の4段階がある．創造的アイデアや概念を生み出すプロセスでは既にある知識やアイディアを用いたとしても，それらの要素間に新しい関係性を見出すために知識や経験を整理する準備期が重要とされる．

　創造的思考は，拡散的思考，収束的思考に関与している．解決方法を1つに限らず，さまざまな解決の可能性を広げて探っていく思考法を拡散的思考という．一方，問題に対し既に考えられたさまざまな解決法の中から論理的に唯一の解答を導き出す思考法を収束的思考（批判的思考の一種）という．

3 アナロジー

　新しい状況に対処するためにそれを既知の事象に当てはめて推論する思考方法のことを**アナロジー**（類推）という（図①）．たとえば，新しい問題を解くために以前に解いたことのある類似した問題の解決方法を応用するなどである．

　効果的にアナロジーを行うには，新しい事象と既知の事象との一致点を見出す関係推論が必要になる．すなわち2つの問題の要素が異なっていたとしても何らかの類似した関係性に着目することで適切な解答を導くことができる．

4 帰納的推理と演繹的推理

　いくつかの個別の事例から共通点を抜き出し一般的な命題を導き出すことを**帰納的推理**という（図②）．この推理は概念形成や言語獲得において作用し学習を支えている．たとえば「金魚にはウロコがある」「タイにはウロコがある」「マグロにはウロコがある」という3つの事例から「すべての魚にはウロコがある」という一般的な法則を導き出す．

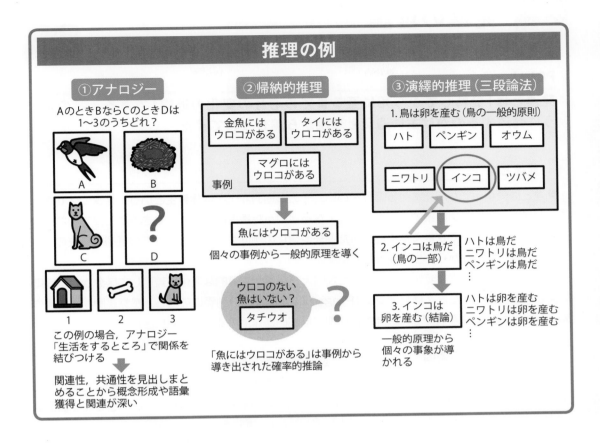

帰納的推理では結論を導き出した前提事例（金魚，タイ，マグロ）によって結論が導き出されるため，そのほかの可能性（ウロコのない魚）が捨てきれない．したがって，帰納的推理によって導き出された結論は確率的に真理となる可能性をもった推論に過ぎない．

これに対し一般的原理から論理的な形式に基づいて個別の情報を導き出すことを**演繹的推理**という（**図③**）．三段論法はその代表的なものである．たとえば，「鳥は卵を産む」「インコは鳥だ」「インコは卵を産む」というように，まず一段目に結論を導くための一般的原理を，二段目に全体に含まれる部分を示し，三段目に結論としての推理を導く．

演繹的推理では一段目の一般的原理を前提として結論が導かれるため，この前提に誤りがあるとそこから導き出された結論にも誤りが生じる．

帰納的推理と演繹的推理といった論理的思考が発達する以前の幼児期前半にみられる推理を**転導推理**という．この推理では個別の事例から別の個別の事例を直接的に導く特徴がある．たとえば，地震が起きたときに雨が降っていた事例から，雨が降ると地震が起こると結論付けてしまうなどである．

（飯島典子）

LECTURE 7-1 発達の理論

PT・OT・ST
国試出題

POINT

発達とは「受精してから死に至るまでの心身の変化の過程」である．どのように発達するのかは主に遺伝と環境から論じられてきた．

1 発達とは

　発達とは受精してから死に至る過程をいい，その形態的変化を**個体発生**という．発達にはできることが増える，あるいは素早くできるようになるといった獲得の側面と，できることができなくなる，ゆっくりとしかできなくなるといった喪失や退化の側面がある．人間はこの獲得と喪失の2つの発達を繰り返しながら一生涯発達していく．

　また，発達は連続的な変化であるが，比較的大きな変化や質的な変化に着目して区分された段階を**発達段階**とよぶ．たとえば**ピアジェ (Piaget)** は知的発達の側面に着目し，感覚運動期，前操作期 (象徴的思考・直観的思考)，具体的操作期，形式的操作期の4つの段階に区別している．

2 発達を規定する要因

　発達は何によって決まるのかについては「遺伝と環境」「成熟と経験」といった対比によって古くから議論されてきた．発達とは生まれつきの性質が徐々に現れることである，という考えを**遺伝論** (成熟論) という．ゲゼル (Gesell) は双生児の階段昇りの実験を行い，階段昇りの練習を先に始めた子どもより，遅れて始めた子どものほうが昇れるまでの学習期間が短かったことから「練習は成熟を凌駕できない」と，成熟優位説を主張した．

　一方，人間は何も書き込まれていない白紙の状態 (タブラ・ラサ) で生まれ，後の経験こそが発達を決めるという考えを**環境論** (経験論) という．行動主義の主唱者であるワトソン (Watson) は，「1ダースの赤ちゃんと，その子たちを育てるための特殊な環境が与えられれば，祖先の才能にかかわらず，その子たちを医者，法律家，芸術家，泥棒にさえすることができる」と主張した．

　現実には，人間の発達は遺伝と環境のいずれかだけでは説明できず，両者が関与している．ジェンセン (Jensen) は，ある遺伝的要素が発現するためには最低限の環境 (閾値) が必要であるが，その後の発達は遺伝的要素によって決まるという**環境閾値説**を提唱した．また，シュテルン (Stern) は人間の発達は遺伝と環境の組み合わせによって決まるという**輻輳説**を提唱した．

3 発達と環境

　ピアジェは子どもの発達において人や物の環境の重要性を指摘した．すなわち，子どもは生得的な枠組み (シェマ) から物事を認識し，環境との相互作用から経験したことを枠組みに取り入れたり (同化)，枠組みに合わないときは枠組みを変え (調節)．この同化と調節を繰り返しながら発達すると考えた．そして，同化と調節のバランスを保つ (均衡化) ことで，より適切に外界を認知できるとした．

　ヴィゴツキー (Vygotsky) は，子どもの発達は周囲の大人や年長者とのかかわりを通して生じる

発達の理論

論・説	人間の発達における環境と遺伝の捉え方	代表的な研究者
環境論 (経験論)	・もっぱら環境によって決まるとする考え. ・人間は白紙の状態(タブラ・ラサ)で生まれると捉える説もある.	ワトソン スキナー
相互作用説	・遺伝と環境の相互作用によって決まるとする考え. ・「発達=遺伝×環境(乗算説)」と表現されることもある. ・1×0=0になることから環境と遺伝の両方が重要であるとしている.しかし,必ずしもかけ算の関係になっているとは限らない.	ピアジェ ヴィゴツキー
輻輳説	・遺伝と環境の組み合わせによって決まるとする考え. ・発達=遺伝+環境(加算説)と表現されることもある.	シュテルン バルテス
環境閾値説	・遺伝的要因が働くためには,最低限の環境(閾値)が必要という考え. ・発達には最低限の環境は必要だが,その後の発達は遺伝的要素で決まる.	ジェンセン
遺伝論 (成熟論)	・もっぱら遺伝によって決まるとする考え. ・発達は遺伝的特徴が次第に現れてくるものだと捉える.	ゲゼル

と考え,子どもが独力でできる領域と大人や年長者の助けを借りてできる領域の間である発達の**最近接領域** (zone of proximal development:ZPD) という概念を提案した.

さらに,子どもは直接影響を与える環境だけでなく,より大きな社会・文化的環境からも影響を受けて発達している.ブロンフェンブレンナー (Bronfenbrenner) は,子どもを取り巻く環境の役割を,マイクロシステム,メゾシステム,エクソシステム,マクロシステムの4つの多重的な環境によって説明する**生態学的システム理論**を提唱した.

4 ▏ フロイトの発達理論

フロイト (Freud) は特定の相手との親和的な結び付きや交流を求める力を性愛とよび,このエネルギーをリビドーと名づけた.乳幼児期から児童期の性愛は特定の他者への純粋な親和的かかわりを求めて働き,それによって関係が発達すると考えた.

フロイトは発達を**5段階**に分け,その段階ごとに親和的な交流をする身体部位によって「口唇期」(0〜1歳頃),「肛門期」(1〜3歳頃),「男根期」(3〜6歳),「潜伏期」(6〜12歳),「性器期」(12歳以降) と名付けた.

(飯島典子)

エリクソン（Erikson）の発達段階

PT・OT・ST
国試出題

POINT

エリクソン（Erikson）はパーソナリティの発達について，ライフサイクルの視点に立った心理社会的発達理論を提唱した．

1 心理社会的発達理論

エリクソン（Erikson）は生涯発達の立場から個人の発達は社会との相互作用によって生じるとする発達の心理社会的側面を重視している．また，人生を「乳児期」「幼児前期」「幼児後期」「学童期」「青年期」「成人前期」「成人後期」「老年期」の8つの段階に分けた（ライフサイクル）．

エリクソンの発達段階は**心理社会的段階**とよばれる．そして各発達段階に重要な意味をもつ他者との間に発達段階特有の**心理社会的危機**を設定し，それらを対決の図式で描いている．エリクソンのいう「危機」は，「分岐点」「峠」を意味しており，たとえば，発達段階Iの乳児期は"基本的信頼"対"不信"，発達段階IIの幼児前期は「"自律性"対"恥・疑惑"」のように成長・健康に向かうポジティブな面（肯定的な目標）と退行・病理に向かうネガティブな面（否定的な危機）の両方に直面し，心理的特性のポジティブな面を獲得することで次の段階へと漸成的に発達するとしている（漸成説）．

段階ごとに望ましい側面を獲得できないと，一見，発達段階を進んでいるようでも適応上の課題（遅滞，遅行，早熟化）を抱えてしまうことになると考える．しかしながら，一般的には取り返しのつかないものではなく，その後の経験によって形成し直すことができるとされている．

2 基本的信頼は自我同一性形成の心理的基盤となる

乳児は生後18か月までの間に，多様な欲求を安定的に受け止め応答してくれる他者を信頼できると感じるようになり，特定の他者との間で愛着を形成する（**基本的信頼**）．これを獲得することで，その後の人生で出会う他者とのかかわりを肯定的に捉え，親密な人間関係を構築できる．

基本的信頼を感じる他者の存在は子どもが安心して外界に働きかけられる心の安全基地となるだけでなく，そのかかわりによって愛されるにふさわしい存在であると自身に対し信頼感を抱き自尊心を高める．そして，この基本的信頼が青年期において**自我同一性（アイデンティティ）**を形成する際の心理的基盤となる．この理論では，人はネガティブな面を経験することも重要であり，その葛藤を通してポジティブな面が上回ると基礎的活力（人間の強さ）を獲得するとしている．

したがって，子どもが発する欲求が満たされず不信を抱くことがあっても，基本的信頼が上回ることが重要であり，その信頼感は愛情や養育の絶対量ではなく質によって決まると考えられている．

3 自我同一性（アイデンティティ）の確立

自我同一性とは「自己の存在証明」ともいわれ，「自分とは何者か」「自分の存在意義は何か」といった自己を社会に位置付ける問いかけに対し肯定的かつ確信的に応えられることが，自我同一性の確立につながる．連続感（過去・現在・未来にかけて自我が連続している時間的連続性の感覚），価値がある感覚（自他ともに受け入れられている感覚），統合感（自分はこの世でたった一人の存在で

エリクソンの発達段階と思春期・青年期

死　　　　　　　　　　　　　　　　　　エリクソンの発達段階 ^{(文献6)を参考に作成}

		危機（発達課題）		活力（徳）
Ⅷ	高齢期	自己統合	絶望	英知
Ⅶ	成人期	世代性	停滞	世話
Ⅵ	初期成人期	親密性	孤独	愛
Ⅴ	青年期	同一性	同一性の拡散	忠誠
Ⅳ	学齢期（思春期）	勤勉性	劣等感	有能感
Ⅲ	幼児後期（遊戯期）	自発性	罪悪感	決意
Ⅱ	幼児前期	自律性	恥・疑惑	意志
Ⅰ	乳児期	基本的信頼	不信	希望

誕生

・青年期は，これまでの連続性を問い直し，これからの連続性を探す．
・自我同一性の確立には，過去から現在を経て未来に至る一貫した時間的展望が必要．

アイデンティティ地位（ステイタス） (文献6)を参考に作成

ステイタス	危機経験の有無	積極的関与（傾倒）	概略
アイデンティティ達成	すでに経験した	している	これまでの自分のあり方について確信がなくなり，いくつかの可能性について本気で考えた末，自分自身の解決に達して，それに基づいて行動している．
モラトリアム	現在経験している	しようとしている	いくつかの選択肢について迷っているところで，その不確かさを克服しようと一生懸命努力している．人生に関するいくつもの可能性を前にして，アイデンティティの決定を延期しており，その決定のために努力している．
早期完了	経験していない	している	親などの周りの価値観を無批判的に受け入れ，自分の目標と周りの目標との間に不協和がない．一見アイデンティティ達成のようにみえるが，自分の価値観をゆさぶられるような状況では，いたずらに防衛的になったり混乱したりする．
アイデンティティ拡散（混乱）	経験した	していない	自分の人生に責任をもった主体的な選択ができずに途方にくれている状態であり，自己嫌悪感と無気力が特徴的．
	経験していない		

あることの認識）を段階的に獲得していくことで確立する．

自我同一性の確立はライフサイクルにおいて最も重要であり，その形成にあたっては身体的特徴，生育歴といった自己を形成するさまざまことを社会に位置付け，自分の価値を見出していく．

　青年期は自我同一性を確立するために，葛藤や多くの悩みを抱えることになる．その過程において自我同一性を確立するのに必要な力が不足している場合に，社会的な責務や義務がある程度猶予される期間を**モラトリアム**という．

　マーシャ（Marcia）は，危機（crisis）と傾倒（commitment）の2つの基準によって，アイデンティティ達成への対処の仕方を，「アイデンティティ達成」「モラトリアム」「早期完了」「アイデンティティ拡散（混乱）」の4つに類型化し，**アイデンティティ地位（ステイタス）**を提唱した．

(飯島典子)

LECTURE 7-3 乳児期・幼児期・児童期の発達

POINT

ヒトは大脳が発達したことで未熟な状態で生まれるが感覚系はほとんど成熟している.

1 脳の発達

ヒトの発生は受精により始まり,受精から受精卵着床までの8～10日間を胚期,受精後8週未満を胎芽期,8週以降を胎児期という.胎芽期は身体各部位,循環器系,呼吸器系,消化器系,神経系など各臓器が形成され,胎児期を通じて成熟させていく.

ヒトの脳は急速に発達し受精後26日目までに神経管が形成され,20週には脳の基本構造がほぼ完成する.24週頃から脳溝(しわ)が形成され脳の表面積が増大し,視覚以外の感覚系は出生前に成熟する.脳重量は出生時には約370～400gだったものが,12か月で約1,000gまで増加し,2歳を過ぎると増加速度は減少しゆっくりと成人値1,300gに近づいていく.脳重量の増加は神経細胞間の結合によって密度が上がることで生じる.

この**神経細胞のネットワーク**によって認知的活動が行われ,複雑化することでより高度な認知的活動が可能となる.神経細胞のネットワークは環境に適応するように,有用な神経細胞間をつなぎ固定化されることから,環境との相互作用によって形成される.

2 運動発達と認知発達の機能間連関

新生児の行動のほとんどは原始反射であるが,大脳皮質の高次化により随意運動が可能になる.その発達過程は一定の順序で進み,たとえば粗大運動であれば頭部から尾部に向かい,首すわり→座位安定→はいはい→つかまり立ち→ひとり歩きの順で発達する.

乳児期の認知は運動発達との機能間連関によって発達していく.たとえば,運動発達により視点を変えることができるようになると,自分の視界からは見えなくなっても物はあり続けることを理解していく(**物の永続性の理解**).また,子どもは自分の動きや行動が外界に与える変化について理解する(随伴性の理解)と,その変化を求めて動くようになる.

3 思考の発達

幼児期に表象が発達し,子どもは「今・ここ」にないものについてイメージすることができるようになる.表象は発達に伴い具体的なものだけでなく,概念や他者の信念などより抽象的な事象についても形成できるようになるが,知覚的に目立った特徴に左右される.

児童期になると論理的思考が可能となり,**可逆的思考**では見た目が変化しても何かを加えたり,引いたりしなければ本質的な量や数は変わらないという保存の概念を獲得する.

また児童期では自分自身の思考についても表象できるようになり,「自分自身について考える」**メタ認知**が発達する.これにより,自分自身の認知や思考に関する知識(メタ認知的知識)をもち,認知的活動をモニタリングして調整する(メタ認知的活動)ようになる.また,この知識と活動を

胎児期・幼児期・児童期の発達

ピアジェの発達理論 (文献6), 7) を参考に作成)

発達段階	発達の特徴	
感覚運動期 (0〜2歳)	・感覚的知覚と運動能力を協応して，外界についての認識を獲得する．	・随伴性の理解 ・目と手の協応 ・物の永続性の理解 ・目的と手段の分化 ・延滞模倣
前操作期 (2〜6歳)	・象徴的(前概念的)思考と直感的思考に分けられる． ・象徴的，表象的思考ができるが心的情報の操作や他者視点の取得は難しい．	・アニミズム ・自己中心性 ・ごっこ遊び
具体的操作期 (6〜12歳)	・現実にあるもの(具体的概念)であれば論理的に思考できる．	・脱自己中心化 ・可逆的思考 ・保存概念
形式的操作期 (12〜16歳)	・抽象的概念について考えることができ，仮説に基づいた思考が可能になる．	・仮説演繹的思考

数の保存

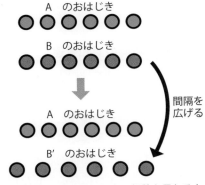

間隔を広げる前・後でおはじきの個数を尋ねると，

前操作期　　：B'のおはじきが多いと答える
具体的操作期：同じと答える

通して計画を立て(プランニング)，評価するなど学習活動を支える能力が発達する．

　ある領域における経験を長期的に重ねることによって，その領域で優れた遂行を示すようになることを**熟達化(エキスパート化)**といい，定型的熟達化(特定の技能を遂行する正確さや速さを高める)と適応的熟達化(場面や状況に応じて最適な方法を見出せるようになる)がある．また，熟達化のプロセスにはメタ認知の働きが関係している．

4 社会的認知の発達

　ヒトは誕生時から他者の情動の伝播(情動伝染)がみられ，ヒトの顔に関心をもち，舌を出すなどの行為をまねすることができる．表情と感情とのつながりについても理解しており，何か不安があったときには周囲の大人の表情(笑い・怒り)を見て行動を判断しようとする(**社会的参照**)．

　4歳を過ぎると，自分と他者の考えは別のものであることに気づきはじめ，**心の理論課題**に正しく答えられるようになるが，自己中心的段階である．児童期になると3つ山問題※では他者の視点に立って何が見えているのかを正確に捉えることができるようになり(**脱自己中心化**)，相手の内面や周囲の状況といった**社会的認知**ができるようになる．

※　子どもの視点に関するピアジェ課題

(飯島典子)

LECTURE 7-4 青年期・成人期・老年期

POINT

記憶をはじめとする認知機能は青年期にピークを迎え，成人期・老年期では衰退する．しかしながら，すべてが衰退するわけではない．

1 青年期以降の認知発達

　青年期になると児童期のように具体的な事象に縛られることなく論理的に考えることや，記号を用いて論理的に考えることができるようになる．ピアジェ (Piaget) はこのような11歳頃から現れる思考の特質を**形式的操作**と名付けた．

　形式的操作では，現実の具体的な内容や時間的流れにとらわれず，形式と思考の内容とを明確に区別して形式に従って論理的思考を行う．このような形式的操作の思考はその後も発達し，より複雑な思考ができるようになる．したがって，青年期で完成せずその後は質的に高まっていく．

　それにより，「もし〜ならば」といった仮説に基づいて結論を導き出す仮説演繹的思考が可能になる．これは具体的内容に依存せず，仮定された命題と命題との関連付けや比例概念を扱えるようになったことを意味する．

2 青年期以降の知能の発達

　知能には多様な定義があるが，一般的には学習能力であり，環境への適応や理解，あるいは思考や推論を適切に行うための基礎的な能力のことをいう．

　知能は複数の要素 (因子) から構成されるという考えを知能因子説という．たとえばサーストン (Thurstone) は「言語理解」「数的能力」「空間関係」「知覚速度」「語の流暢性」「記憶」「機能的推理」の7つの能力によって構成されるとしている．

　また，キャッテル (Cattell) が唱えホーン (Horn) が拡張した**流動性−結晶性理論**がある．この理論では知能を単純な成長と衰退の変化ではなく，年齢に応じて課題解決や方略の得意分野が質的に変化することを示している．

　流動性知能とは，課題を速く正確に解くといった能力と関係し，経験や文化の影響を比較的受けにくいとされている．**結晶性知能**とは，過去の経験を通して培われた知識を現実場面で応用する力で，判断力，語彙，社会的な能力がこれにあたり，これまでの経験や環境および文化的要因の影響を受けやすいとされている．

　流動性知能は脳の神経生理学的機能に直結しているため**青年期にピーク**を迎え，その後は加齢によって低下する．これに対し結晶性知能は経験に依存しているため加齢によって低下せず，むしろ生涯を通じて発達し続ける．

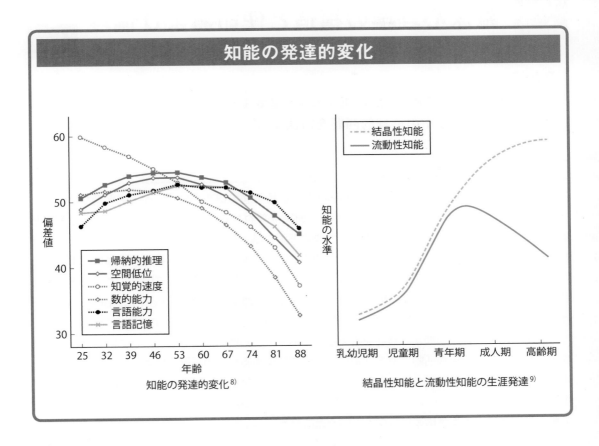

知能の発達的変化[8]

結晶性知能と流動性知能の生涯発達[9]

3 成人期・老年期の発達と英知

　ヒトの発達過程は一般的に単純な状態から複雑な状態へと変化し，衰退過程ではその逆の過程をたどると考えられ，衰退過程では複雑なものから衰退が生じ，単純なものが残るとされている．

　たとえば，日本語文法理解では加齢によって文構造の複雑性（否定文・多要素結合文）や助詞関連項目（位置詞・格助詞）などの文法知識は低下するが，一語文（語彙知識）には衰退はあまりみられない[8]．したがって，老年期の言語理解の特徴は幼児期の特徴に類似している．

　この老年期において衰退すると考えられている文法理解や記憶は，トレーニングを行うことで向上することから，知能には発達的変化の可能性が示されている[8]．

　人生経験の豊かさはよりよく生きる知恵の大きさに影響を及ぼす．バルテス（Baltes）はよりよい洞察や判断を可能にし，人生の基本的な実践で用いられるような熟達した知識のことを**英知**とよんだ．一般的に英知は，加齢に伴う生活経験を通して多くの知識を得ることや，パーソナリティが統合されることで獲得される．

　また，バルテスが提唱した**選択最適化補償理論（SOC理論）**では，①選択，②最適化，③補償の3つの方略によって，老年期に経験する喪失への適応やウェル・ビーイングの獲得を達成するとしている．

（飯島典子）

LECTURE 8-1 臨床心理学の構造と使命および倫理

POINT

臨床心理学は「科学者－実践者モデル」を基本モデルとし，クライエントの権利を尊重しながらその心理的問題を解決する．

1 臨床心理学の構造

臨床心理学は「個人や家族のために，精神面および行動面の健康の管理，その関係者や地域の人へのコンサルテーション，訓練や教育や助言，研究を兼ねた実践などを行う心理の専門分野である．また，精神病理学や心理学などのさまざまな理論に基づく知識とスキルを包括的にまとめあげた幅の広い専門分野である．臨床心理学の守備範囲は，「すべての年齢，多くの多様性およびさまざまな社会システムにまで及ぶ」とされる[1]．また，臨床心理学の基本モデルとして，科学者であることと実践家であることを兼ね備える「**科学者－実践者モデル (scientist-practitioner model)**」が1949年のコロラド州ボールダー市での大学院プログラム会議にて採択されている．

以上のことから臨床心理学の構造を考えると，第一に，心理的援助を必要としている人とその関係者に介入していく実践活動がある．第二に，実践を支える科学的根拠を揃えるための科学的研究活動も重要である．第三に，臨床心理学の有効性を社会に対して説明し，臨床心理学活動を社会に位置付ける働きである専門活動も欠かすことができない．つまり，臨床心理学は，実践活動と研究活動と専門活動による層構造からなっているとされる[2]．

2 臨床心理学の使命

かつては医学的治療モデルが臨床心理学の使命に大きな影響力をもっていた．しかし，臨床心理学は疾病の治療のみを目的とするのではなく，疾病を抱える人のパーソナリティ全体についての**心理学的アセスメント**を行い，広く心理的問題の解決を援助する．医学的症状を呈していなくても，心理的援助を必要としている人は存在する．一方，疾病を抱える人の場合でも，臨床心理学では，疾病の経験についての語りを聴くことを通して患者が自分の病を受け入れ，疾病を抱えつつも人生を主体的に生きられるよう心理的に援助することが課題となる．また，患者やクライエント個人だけではなく，グループ，家族，地域社会についても援助を行う[2]．

3 臨床心理学の倫理

臨床心理学は，患者やクライエントの**人権尊重**を第一義とし，援助活動では，患者やクライエントへの**インフォームドコンセント**に基づき，利用者と援助専門職が協力する体制を整える．また，訓練と経験により的確と認められた技能によって援助・介入を行う．臨床業務従事中に知り得た情報に関しては，専門家としての判断のもとに必要と認めた以外の内容を他に漏らさず，患者やクライエントの**秘密を保護**する．臨床業務は職業的関係の中でのみ行い，患者やクライエントまたは関係者との間に私的関係をもたない．研究に際しては，患者やクライエントまたは関係者の心身に不必要な負担や苦痛や不利益をもたらさないようにし，可能な限り目的を告げ，同意を得て行う[3]．

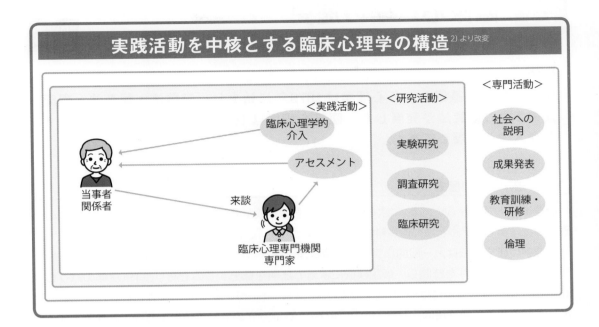

実践活動を中核とする臨床心理学の構造 2) より改変

4 インフォームドコンセント

インフォームドコンセント (informed consent) は，「説明を受け納得したうえでの同意」という意味である．患者が治療を受けるにあたり，自身の症状や治療方針について患者・家族が医療従事者から十分に説明を受け，説明の内容をよく理解し，疑問があれば解消し，デメリットについても納得したうえで，患者自身の自由意志に基づいて治療方針に同意するプロセスである．説明時に文書を用意するなど工夫する．医療従事者が説明をしたつもりであっても，専門用語を用いるなどしたために患者側に十分な理解がなければインフォームドコンセントは成立したとはいえない．

コラム 身体と心のインタラクション：慢性痛と臨床心理学

　身体の傷自体が治っても痛みは残ることがある．痛みが3か月以上続けば，それを慢性痛という．慢性痛があると，日常生活の中での活動量が低下したり，活動を回避したりするようになり，「行動」上の不利益が起こる．もちろん，リハの効果やQOLにも悪影響が及ぶ．痛みに注意が集中してしまい，痛みがいつまで続くのか，どんどん悪化するのではないか，などという破滅的な「思考（認知）」が頭の中を巡り，それに関連して生じる不安や落ち込みといった「感情」を制御することも難しくなり，慢性痛はさらに悪循環に陥る．このように，身体と心はインタラクションして（相互作用をもって）いる．臨床心理学で扱われる「認知行動療法」は，このような慢性痛に関する悲観的な認知を修正し，快活動の成功を通して達成感を体験できるように導き，痛みとの上手な付き合い方を体得できるように支援する．それはリハにとっても大きな益になる．身体と心がインタラクションしている限り，リハと臨床心理学には不可分な関係があるのだ．

（佐竹真次）

LECTURE 8-2 臨床心理学の歴史

> **POINT**
>
> 臨床心理学の基礎となる心理学は1879年に始まり，実験法・調査法・臨床法の3つの研究法が発展した．臨床心理学は1880年代以降にアセスメントと介入法が発展してきた．

1 心理学研究の歴史

心理学は，ヴント (Wundt) による1879年の心理実験室の創設に始まったとされる．当初の心理学は物理学をモデルとし，自然科学の方法に基づいて「心」を研究しようとした．

心理学の研究法には，一般的に実験法，調査法，臨床法という3つの種類がある[4]．**実験法**は，ヴントのように条件を統制し，仮説検証によって法則を見出すものであり，1902年のパブロフ (Pavlov) の古典的条件付けや1920年のワトソン (Watson) らの恐怖の条件付けなどが初期の有名な実験である．**調査法**は，1883年のガルトン (Galton) の統計手法による個人差を測定する方法として始まり，1900年代初頭のキャッテル (Cattell)，ビネー (Binet) らの心理測定学や知能検査開発に発展した．**臨床法**は，1890年代にフロイト (Freud) が始めた，患者への介入実践に基づく事例研究の方法である．臨床的に有効なモデルを提案することを目指して，介入の経過を記述した質的データに基づいて研究を行う．これらの心理学研究の萌芽から，その後おびただしい数の心理学研究が生み出されてきた．

2 臨床心理学実践の歴史

臨床心理学的支援には，アセスメントと介入が含まれる．

アセスメントについては，1880年代の心理測定学の発展に伴う知能検査の開発や1920年代の投影法やさまざまな心理テストの開発をも含めて，その領域が大きく発展した[4]．

介入については，1896年にペンシルヴァニア大学にウィットマー (Witmer) が心理クリニックを開設したことに始まる．また，フロイトが創始した精神分析学の導入が1910年代にあった．しかし，科学としての確立をめざす心理学研究者たちは，この展開を受け止めなかった．ところが，1914〜1918年に繰り広げられた第一次世界大戦後のアメリカにおいて，戦傷軍人を中心とした患者の心のケアへの臨床心理学者の参加が強く要請されたことにより，精神分析学やその発想が受け入れられるようになった．その後，1920年代にはワトソンらによって行動療法の展開に向けての動きが始まった．1940年代には**ロジャース (Rogers)** が**クライエント中心療法**を開始した．1940年代〜1970年代の終わりまで，家族療法をはじめとしてさまざまな心理療法が提案され，介入領域も広がった．1980年代に入ると，**アメリカ精神医学会の「精神障害の診断・統計マニュアル」(DSM)** が登場し，介入の効果について，根拠に基づく治療の必要性がいっそう議論されるようになった．その結果，1990年代には認知療法・認知行動療法を中心とした臨床心理学の科学化が進んだ．また，ほぼ同時期に，社会構成主義などの革新的なパラダイムの影響もあり，ナラティヴ・セラピーなどを介入方法に加える動きが出てきた．

臨床心理学の歴史にかかわる重要事項と代表的研究者

重要事項	研究者	年代（年）
実験心理学	ヴント（Wundt）	1832-1920
差異（個人差）心理学	ガルトン（Galton）	1822-1911
心理測定学	ビネー（Binet） キャッテル（Cattel）	1857-1911 1860-1944
精神分析	フロイト（Freud）	1856-1939
心理クリニック開設	ウィットマー（Witmer）	1867-1956
行動主義	パブロフ（Pavlov） ワトソン（Watson）	1849-1936 1878-1958
森田療法	森田正馬	1874-1938
学習心理学	スキナー（Skinner）	1904-1990
クライエント中心療法	ロジャース（Rogers）	1902-1987
内観療法	吉本伊信	1916-1988
認知心理学	ナイサー（Neisser）	1928-2012
DSM（精神障害の診断・統計マニュアル）	アメリカ精神医学会	1980年代
認知療法／認知行動療法	ベック（Beck）	1921-2021

上段から下段に向けておおよそ時系列で配置したが，研究者の生没年は前後する場合もある．

　日本における臨床心理学は，**森田正馬の森田療法**，**吉本伊信の内観療法**などの優れた心理療法にも影響を受けたが[4]，主たる方向性としては，アメリカの精神分析学の影響を受けた方法論をとる以外の術を知らなかった．また，一般的に行われるカウンセリングについては，ロジャーズのクライエント中心療法の影響を大きく受けていた[5]．その後，根拠に基づく方法論として，世界の流れと同様に認知行動療法が歓迎されるようになった．

> ### コラム　日本の臨床心理学の小史
>
> 　1960年代以降の日本の臨床心理学界を成瀬悟策，河合隼雄，佐治守夫が牽引した．成瀬悟策は東京教育大学，九州大学で催眠研究・行動科学から臨床動作法を体系化した．河合隼雄はユング研究所へ留学，1965年に日本人初のユング派分析家資格を得て，京都大学にて教鞭を執った．河合は書籍，講演を通して心理療法の知名度を上げた．佐治守夫はスタンフォード大学へ留学の後，東京大学にて教鞭を執り，ロジャースのクライエント中心療法の実践と普及に努めた．
>
> 　1988年に「日本臨床心理士資格認定協会」が設立され，翌年には「日本臨床心理士会」が発足，「臨床心理士」を大学院で養成することとなった．1995年に文部省（当時）がスクールカウンセラー事業を開始するとともに，災害や犯罪や事故の報道の中でも臨床心理士の活動が注目されるようになった．2015年には公認心理師法が成立，公布された．

（佐竹真次）

LECTURE 8-3 臨床心理学の職域と社会的連携

POINT
臨床心理学は医療・保健，教育，福祉，司法・矯正，産業などの職域で役立ちそれぞれに適切な社会的連携が必要となる.

1 連携とコミュニケーション

　臨床心理学的支援は一方的に提供されるのではなく，各専門家との**連携**の中で妥当性があり，利用者にとって利益となるように調整される[6]．しかし，職種によってベースとなる学問体系が異なるため，相互理解が困難になることもある．そのため，各職種が他職種にも理解できることばで相互に十分なコミュニケーションをとることが欠かせない[1]．

2 医療・保健

　精神科医療・精神保健の分野では，臨床心理学的支援は精神科病棟，精神科急性期治療病棟，精神療養病棟，老人性認知症疾患治療病棟などの入院病棟で行われる場合と，精神科病院・診療所の外来，総合病院の精神科外来，また，精神科デイケア，包括型地域生活支援プログラム (ACT) で行われる場合がある．小児科医療・母子保健の分野では，発達障害児とその保護者，周産期から乳幼児期の子と母が支援の対象となる．保健所・保健センターでは乳幼児健康診査 (乳幼児健診) が実施される．医師，看護師，薬剤師，理学療法士，作業療法士，言語聴覚士，介護福祉士，精神保健福祉士・ソーシャルワーカー，臨床心理学の専門家などが共通の目標をもち，患者やその家族とともに目標の達成を目指して問題に取り組む**チームアプローチ**が不可欠である．

3 教育

　教育の職域には，幼稚園，小学校，中学校，高等学校，教育委員会などがあり，主な職種は**スクールカウンセラー**やスクールソーシャルワーカーなどである．相談内容の多くは不登校や発達障害である．学校では臨床心理学の専門職の独自性も維持しながら学校のルールに従うことが原則であり，児童生徒本人だけでなく，保護者，担任，主任，特別支援教育コーディネーター，通級指導教室教員，支援員，養護教諭，教頭，校長などと連携して，問題解決に取り組むことが必須である．

4 福祉

　福祉の職域には，**児童相談所**，家庭児童相談室，児童家庭支援センター，保健所・保健センター，市町村の児童相談担当課，児童福祉施設・法定外施設・療育機関，身体障害者更生相談所，知的障害者更生相談所，身体障害者更生援護施設，知的障害者援護施設，高齢者福祉施設・相談センター，女性センター・婦人相談所，発達障害者支援センターなどがあり，多職種連携のなかで臨床心理学的支援も行っている．たとえば，児童相談所では，児童福祉司が相談活動をコーディネートし，そこに児童心理司，児童指導員，保育士，調理員，医師やその他の職種が連携する[1]．

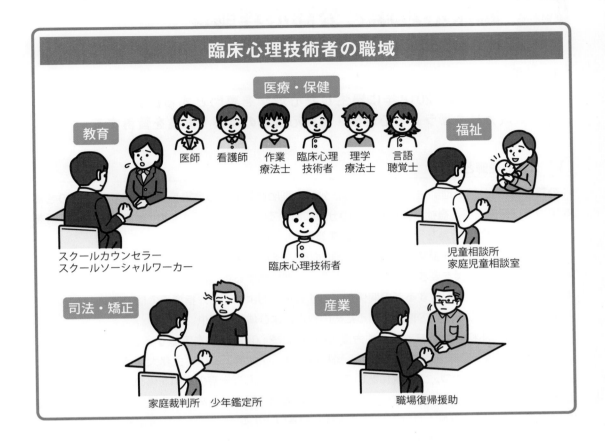

5 司法・矯正

　司法・矯正の職域には，**家庭裁判所**，少年鑑別所，少年院，刑事施設（刑務所，少年刑務所，拘置所），警察，保護観察所などがある．家庭裁判所では，裁判官の命令により，臨床心理学を極めた調査官が少年の事件の動機，本人や家族の状況，性格，生育歴などを調査し，処分についての意見も述べる．**少年鑑別所**では，通常3〜4週間少年を収容し，心理技官が資質鑑別とよばれるアセスメントを行い，その結果が審判の参考にされる．

6 産　業

　産業の職域では，相談室を中心とする活動として，心理援助活動，組織内医療保健部門との連携，外部機関へのリファー（紹介），**職場復帰援助**などがある．組織へのかかわりを中心とする活動として，予防的な中長期的・組織的メンタルヘルス計画の策定，コンサルテーション，家族カウンセリング，キャリア発達支援などがある．組織外の支援組織としては，病院，民間相談室，産業保健推進センター，障害者職業センター，精神保健福祉センター，ハローワーク，外部EAP（従業員支援プログラム）などがある．産業職域では，個人に対する援助に加え，上司や人事労務担当者や経営者にコンサルテーションを行ったり，家族カウンセリングを行ったりと，各部門と足並みを揃えて連携する．

（佐竹真次）

LECTURE 8-4

臨床心理学と公認心理師

POINT

公認心理師とは，2018年に誕生した心理学を専門とする国家資格であり，その養成カリキュラムで心理学・臨床心理学の体系・実技を習得する.

1 公認心理師とは

公認心理師 (公認心理師法，2015) とは，公認心理師登録簿への登録を受け，公認心理師の名称を用いて，保健医療，福祉，教育その他の分野において，心理学に関する専門的知識および技術をもって，次に掲げる行為を行うことを業とする者をいう.

(1) 心理に関する支援を要する者の心理状態の観察，その結果の分析

(2) 心理に関する支援を要する者に対する，その心理に関する相談および助言，指導その他の援助

(3) 心理に関する支援を要する者の関係者に対する相談および助言，指導その他の援助

(4) 心の健康に関する知識の普及を図るための教育および情報の提供

主務大臣 (文部科学大臣および厚生労働大臣) が公認心理師試験を実施することとなっており，2018年9月に第1回の試験が行われた. 受験資格は，①大学において主務大臣指定の心理学等に関する科目を修め，かつ，大学院において主務大臣指定の心理学等の科目を修めてその課程を修了した者等，②大学で主務大臣指定の心理学等に関する科目を修め，卒業後一定期間の実務経験を積んだ者等，③主務大臣が①及び②に掲げる者と同等以上の知識及び技能を有すると認めた者，となっている. 既存の心理職資格者等に係る受験資格等については経過措置が設けられている.

義務としては，①**信用失墜行為**の禁止，②秘密保持義務 (違反者には罰則)，③医師，教員その他の関係者との連携，当該支援に係る**主治医**があるときは指示を受けること，が挙げられる.

2 公認心理師のカリキュラム

公認心理師は，以下に挙げた養成カリキュラムの科目 (公認心理師法施行規則 (抄)，2017) からみて，臨床心理学の体系・実技を十分に習得したものとみなされる.

学部における必要な科目名：①公認心理師の職責，②心理学概論，③臨床心理学概論，④心理学研究法，⑤心理学統計法，⑥心理学実験，⑦知覚・認知心理学，⑧学習・言語心理学，⑨感情・人格心理学，⑩神経・生理心理学，⑪社会・集団・家族心理学，⑫発達心理学，⑬障害者 (児) 心理学，⑭心理的アセスメント，⑮心理学的支援法，⑯健康・医療心理学，⑰福祉心理学，⑱教育・学校心理学，⑲司法・犯罪心理学，⑳産業・組織心理学，㉑人体の構造と機能及び疾病，㉒精神疾患とその治療，㉓関係行政論，㉔心理演習，㉕心理実習

大学院における必要な科目名：①保健医療分野に関する理論と支援の展開，②福祉分野に関する理論と支援の展開，③教育分野に関する理論と支援の展開，④司法・犯罪分野に関する理論と支援の展開，⑤産業・労働分野に関する理論と支援の展開，⑥心理的アセスメントに関する理論と実践，⑦心理支援に関する理論と実践，⑧家族関係・集団・地域社会における心理支援に関する理論と実践，⑨心の健康教育に関する理論と実践，⑩心理実践実習

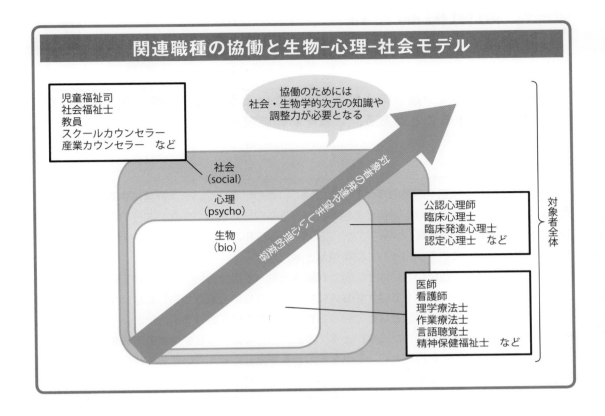

③ 公認心理師の協働モデル

　公認心理師は，協働のモデルとして，**生物-心理-社会モデル** (biopsychosocial model) を参考にしている．各職種は，生物 (身体) 的次元，心理 (行動) 的次元，社会 (制度) 的次元で役割分担をしつつ協働するという考え方であり，そのためには，臨床心理学だけでなく，医学や社会福祉学などの幅広い専門知識と社会的調整力を身につける必要がある．

④ 公認心理師の現在

　公認心理師試験には，2018〜2023年までに，73,624人が合格 (受験者数は123,052人) している．厚生労働省 (2021) の調査によると，公認心理師の主たる活動分野は，保健医療分野が約30％，教育分野が約29％，福祉分野が約21％であり，回答者のうち約45％は複数分野で勤務している．保健医療分野の公認心理師の勤務先は，精神科病院が約30％，一般病院が約26％，精神科診療所が約23％，一般診療所が約6％，保健所・保健センターが約12％，精神保健福祉センターが約3％である．

　業務内容は，心理的アセスメント，心理支援，コンサルテーションといった，基本業務を中心としながら，家族に対する心理面接など多岐にわたっている．また，精神科医療チーム，発達障害への支援チーム，緩和ケア (サポート) チームなど，多様な医療チームへの参加を通して多職種連携が図られている．

（佐竹真次）

LECTURE 9-1 防衛機制とは

> **POINT**
>
> 人は，不快な感情や嫌な考えに向き合わないように自分の感情をごまかしたり無視したりすることがある．これを防衛機制とよぶ．

1 防衛機制とは

人は，自分の精神状態や感情のすべてに気づいているわけではないし，言葉にするなどの方法で冷静に対処できるとは限らない．自分の精神状態のうち自分でも気づかない部分のことをフロイト (Freud) は**無意識 (潜在意識)** と名付けた．この無意識の中には，自分があえて気づかないようにすることもあって，これをフロイトは**防衛機制**と名付けた．

たとえば，もうこの世にいないはずの誰かが幽霊となって自分の目の前に現れて数秒で消えたとする．その出来事は，人によっては大切な人に会えてうれしいと思うかもしれないが，多くの場合は恐怖，不快，否定したい経験となって感じられる．幽霊を見て数秒で消えたという経験による恐怖や不快感にずっと振り回されたくないと考えると，自分の気持ちを整理する方法をとるだろう．

このように，精神的に負担が大きいことをそのまま意識して考えていても不快なだけなので，無視したりごまかしたりして考えなくてすむようにする．これは不快から逃れるためであり，このように，不快感から自分のこころを守るために行う考えや行動を防衛機制とよぶ．

2 防衛機制の種類

防衛機制には，無視や変化，逆転などがある．具体的には以下のとおりである．

①経験や感覚を無視する

- **隔離** (経験を無視する)：受け入れられない出来事について，経験を無視したり，経験と感情の間にあえて壁を作ったりして感じないようにすること．
- **否認・抑圧** (知覚を無視する)：受け入れたくない出来事に対して，出来事として知覚していても，知覚しないふりをする．別なことを考えて聞こえないふりをするなど．また，後から思い出しそうになったときに考えない (思い出さない，解釈しない) ことにすること．

②別の行動や理解に変化させる

- **昇華** (否定されにくい行動に置き換える)：直接に行動したら世のなかでは許されないような感情や欲求などの衝動を，世の中で許される範囲の行動にして行うこと．たとえば攻撃的な感情を楽器で表現して演奏する，悲しい気持ちを詩にする，など．
- **知性化・合理化** (否定されにくい理解に置き換える)：自分が受け入れられない出来事や感情を行動で表現するのではなく，知識をもとに理由をみつけて自分を納得させること．
- **置き換え・代償** (他人や物にあたる)：自分が受け入れられない感情や欲求をその相手自身ではなく別な人や物にぶつけること．

③主体や結論を逆転させる

- **反動形成** (行動を逆転させる)：本来とは，全く反対の感情や思考を行動として表現すること．

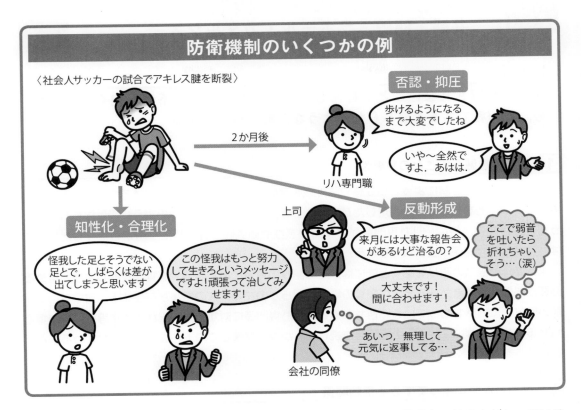

防衛機制のいくつかの例

〈社会人サッカーの試合でアキレス腱を断裂〉

2か月後

否認・抑圧

歩けるようになる
まで大変でしたね

いや〜全然で
すよ．あはは．

リハ専門職

知性化・合理化

上司

反動形成

ここで弱音
を吐いたら
折れちゃい
そう…（涙）

怪我した足とそうでない
足とで，しばらくは差が
出てしまうと思います

この怪我はもっと努力
して生きろというメッセージ
ですよ!頑張って治してみ
せます!

来月には大事な報告会
があるけど治るの?

大丈夫です!
間に合わせます!

あいつ，無理して
元気に返事してる…

会社の同僚

・**投影**（主体を逆転させる）：自分自身が抑圧している感情，思考，欲求を，他の人がもっている
かのように感じること．

・**打ち消し**（結論を逆転させる）：不快な出来事や感情にさらされている自分を否定するために，
結論として真逆の結論を提示すること．

④他者や過去の自分を取り入れる

・**取り入れ・同一視**（人の一部を取り入れる）：影響力の大きな人の一部を真似することで，その
人の感情や思考をもとうとすることで，本来の自分では不快に感じていたことを感じなくてすむ
ようにすること．または，本来の自分に対する否定的な感覚から視点を変えること．

・**退行**（過去の自分を取り入れる）：自分自身が未発達な段階で行っていた行動を行うことで，精
神的成熟を必要とするような行動を放棄して解放感に浸ること．

③ ストレス対処と防衛機制

　防衛機制は，自分のこころの何かが守れないという恐怖感と関係する場合が多い．たとえば，努
力したのに報われないと，「自分が努力してきた人生が否定される」という恐怖になるかもしれない．
　このとき，成長や状況の変化によってその恐怖のもとが薄らいでいる場合がある．たとえば友人
が増えて人生に充実感があると，仮に努力が報われなくても人生自体は否定されないでいられるか
もしれない．つまり，「脅かされた心理（防御機制）」だけでなく，「充実」に注目すればリハビリテー
ションにおいて防衛機制をストレス対処として支援することができる．

（安保寛明）

LECTURE 9-2 臨床心理支援のキー概念
―共感・傾聴・ラポール・カタルシス―

POINT

人は，理解されないことや軽んじられることに対して不信を抱く．そのため，理解者であると感じられるような態度が重要である．

1 無理解を減らすことの重要性

多くの人は，無理解によって孤立感や疎外感を深める．臨床心理の対象者は苦労や苦悩を抱えており，そのことを軽んじたり否定したりするとその人自身を否定したかのように受け取られてしまう可能性が高い．特に，リハ専門職が対象者の感性や価値観を軽んじたり否定したりした場合には，深刻な対立関係が生まれてしまう．

よって，対象者の語りを聴くときには，その語りの背景にある感情や感覚を**理解しようと努める**必要がある．対象者が語るとき，多くの場合は何らかのマイナスの感情が存在する．対象者自身が恥の感覚や恐怖感をもっている場合もあるし，リハ専門職に対する申し訳なさや劣等感をもつ場合もあるかもしれない．これらの感情を無視せず，かつ，曝露して卑下しないようにかかわることが重要である．

2 共感と傾聴によってできる信頼関係

無理解を減らすことの基盤となるのが，共感と傾聴である．特に，苦労や苦悩のもととなる経験にはマイナスの感情がついてまわるが，信頼できる人でないとその感情は口にできないし，その人自身も自分が抱く感情に気づいていない場合がある．

たとえば，ある対象者が自分の苦労が家族にはわかってもらえないと怒りを表出したとする．ところが，この怒りの背景には，家族に理解してほしいという期待が叶わない失望感，家族の役割を失うことへの不安や恐怖，治療の見通しが立たない困惑などが関係しているかもしれない．このような場合は怒ってはいけないという規範を提示してもほとんど意味はなく，そのような怒りを感じるに至った背景となる感情に思いをはせて話を聴き，理解を示す必要がある．

このように，表面的な行動や感情には現れていない考えや感情を理解しようとして相手の様子をよくみながら話に耳を傾けることを**傾聴**とよぶ．また，表面的な感情の背景にある感性や価値観に対する理解を示して共にある（その場に存在する）という姿勢を示すことを**共感**とよぶ．傾聴と共感に重要なことは，あるマイナスな感情をもつことに対する理解を示して罪悪感や自己否定感を軽減することである．

もしも相手が「あなたにだったら打ち明けられる」と思えると，相手の気持ちは軽くなるし，援助者としても相手の気持ちを素直に受け取りやすくなるだろう．このような意思の疎通ができる感覚に基づいた関係性は，援助関係の1つの到達目標で，このような状態を**ラポール**（rapport）とよぶ．

ラポールはもともと臨床心理学用語で，セラピスト（リハ専門職）とクライエント（対象者）の間に，相互を信頼し合い，安心して自由に振る舞ったり感情の交流を行える関係が成立している状態

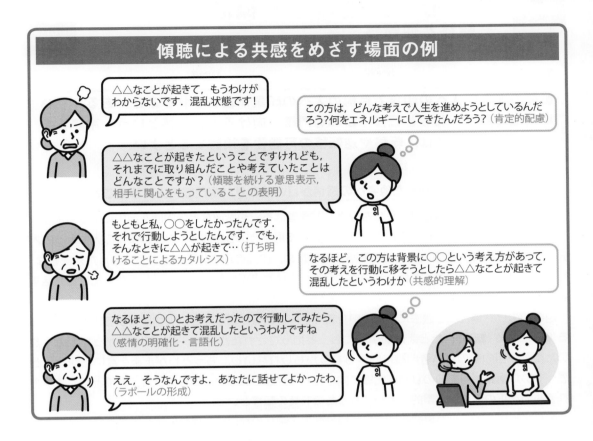

を表す語として用いられるようになった．カウンセリングや心理療法をどのような立場から行う場合であっても，ラポールは共通した基本的な前提条件として重視されている．リハ専門職が対象者と接する場合においても，ラポールの形成は援助関係における1つの到達目標である．

3 カタルシス

　カタルシスは哲学や心理学で精神の「浄化」を意味することばで，アリストテレスが著書の中で悲劇について「悲劇が観客の心に怖れと憐れみの感情を呼び起こすことで精神を浄化する効果」として書いている．フロイトも治療の中で「悲惨な話を聞いて泣くこと」を用いて，その反応を「カタルシス」とよんでいた．

　現在は，泣くことや打ち明けることを通じて，秘密にしていた感情や考えが明かされて胸のつかえがとれることなどの意味でこの「カタルシス」は用いられている．もし，対象者がこれまでの苦労を悲劇的体験として話し出したとしたら，それは問題解決や助言を求めているのではなく，語ることで自分自身の胸のつかえを解放したいのかもしれない．その場合は安易な助言をすることは避けて聴く必要がある．

（安保寛明）

LECTURE 9-3

臨床心理支援のキー概念
―転移と逆転移―

 PT・OT・ST 国試出題

POINT

影響の大きい人への印象で目前の人への印象が左右されることがある．リハ専門職に向けられると転移，リハ専門職が向けると逆転移という．冷静さを失うような場面では，転移や逆転移の可能性を検討するとよい．

1　転移：影響が大きかった他者への感情が目の前のリハ専門職の人に移ること

　ラポールが形成された援助関係になると，対象者は不安や希望などの内面を自由に話せるようになる．ところが，多くの場合は内面を自由に話せる相手というのは多くなく，多くの人にとって内面を自由に話せる最初の人は両親である．そのため，内面を自由に話せるようになった対象者は，目の前のリハ専門職に対して話しているようで，実は幼少期に親に対して話したかったことを話すようになる場合がある．

　目の前のリハ専門職と過去に抱いていた親などへの印象が重なると，人物に対する印象まで重なる場合がある（**転移**）．たとえば幼少期にもっと抱っこされたかった，褒められたかったと思っていた衝動が目の前のリハ専門職に向けられるかもしれないし，もっとわがままを言いたかったと思っていた衝動が目の前のリハ専門職に向けられるかもしれない．転移のうち，愛情として表現されるものを**正の転移**，攻撃的に表現されるものを**負の転移**という．

　転移が起きると，リハ専門職はそれが自分への主張なのか自分ではない人への主張なのかがわからずに混乱する場合がある．一方で，対象者がこれまでの人生で言えなかった何かが話せた（行動できた）という意味では，対象者の回復における重要な場面を迎えているともいえる．

2　逆転移：影響が大きい他者への感情が目の前の対象者に向けられること

　先に述べたような重要他者への思いが目の前の人に向けられることは，リハ専門職が対象者に対してもつ場合もある．

　たとえば，リハ専門職が自分の弟や妹，あるいは子どもに対して親切にしていなかったと罪悪感をもっていたとする．もしも目の前に年下の患者がやってきて，その対象者がリハ専門職に対して考えや感情を自由に話せるようになったり，対象者の秘密を打ち明けたりしたら，その対象者に対して親密な感情を抱くことがよくある．場合によってはその対象者に親切にすることで過去の自分の罪悪感への贖罪をしようとするかもしれない．このように，リハ専門職が対象者に対して過去の人物への印象や感情を重ね合わせることを**逆転移**という．

　転移や逆転移は必ずしも有害とも有益ともいうことができない．ただし，転移や逆転移はリハ専門職の冷静さや相手を尊重する態度を失わせ，自分の問題解決を優先する態度をとらせる危険性をもつ．そのため，対象者の言動や行動に対する否定的感情が生じた場合には，逆転移の可能性を検討したほうがよい場合がある．

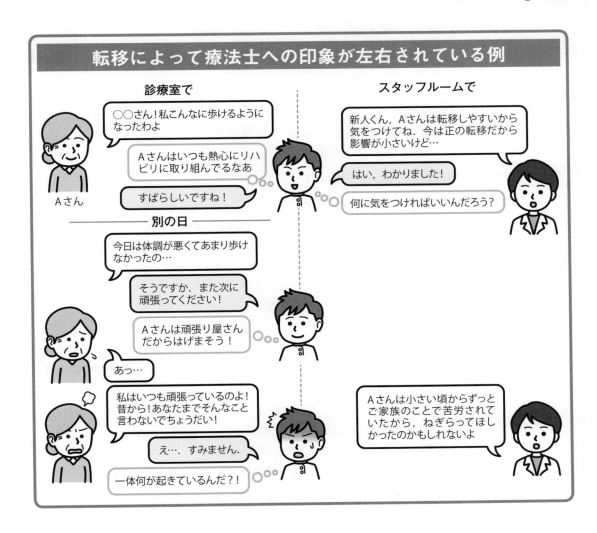

転移によって療法士への印象が左右されている例

3 転移と逆転移に気づいて対処する

　もしも，対象者からリハ専門職に対して向けられる範囲を超えるような発言や行動がなされた場合には，自分に対する行動によって過去の誰かに対する感情を整理しようとしている可能性を頭に置くとよい.

　一方で，逆転移は共感性や相手から向けられる感情と密接に関係している. 身に覚えがないことで自分のかかわりが揺るがされたときは，相手の言動や行動に転移が含まれていて，そのことにリハ専門職自身が影響を受けて，他の誰かを重ね合わせているのかもしれない. 逆転移が起きている場合には，そのような自分自身を過度に否定することはせず，その背景にある両者の考えや経験を整理して，それぞれが個々人として建設的な歩みを進められるようにするのが望ましい.

　また，転移や逆転移については，他者の助言を得ることにも意味がある. 学生であれば指導者，リハ専門職であれば同僚やスーパーバイザーの意見を取り入れることも有益である.

(安保寛明)

LECTURE 9-4 障害受容の過程

POINT
身体や精神の障害の多くは人生の途中で生じる．そのため，自己像の変化を受け入れるまでに心理的な苦痛が生じる可能性が高い．

1 身体や精神の障害の多くは人生の途中で生じる

　リハ専門職として対象者 (患者あるいは障害者) に出会うとき，たいていは疾病や障害をもつ前のその人の人生を知らないで会うことになる．しかし，身体障害や精神障害を有する人の多くは人生の途中で障害者となる．たとえば脊椎損傷を負って車椅子に座っている人が目の前にいたとしても，その人はかつて自分の足で歩き，走り，ジャンプしていたはずである．

　障害をもつ前に自分らしい生活を送っていた人が障害者として暮らすようになったら，どんな気持ちが生まれるだろうか．できていたことができなくなった落胆，他の人たちから取り残された気がする疎外感，人生の目標をあきらめて変えることへの失望感などを感じるのではないだろうか．

　人生に予期しない大きな変化が起きるときに，変化を受け入れるまでに心理的に苦闘する場合がよくある．障害を受け入れるまでの心理過程にはいくつかの段階がある．これを**障害受容の過程**とよんでいる．

2 障害受容の過程

　障害受容の過程は，おおむね以下の5段階に整理されている．

・**ショック期**：自分自身に何が起こったのかが実感できず，驚きの気持ちとともに必死に状況を理解しようとしたり行動したりする時期．自分の状況を理解しようとして情報を得たり発信したりすることもよくあり，周囲の人からは元気にみえることもある．ショックを克服しようとして過剰に活動することで，疲労したり周囲の人間関係に変化が生じたりすることもある．

・**否認 (否定) 期**：自分自身に起きた心身の変化とその生活上の影響の全体像がみえてくる時期．心身の変化や社会的立場を喪失したことのショックから立ち直ることができず，「障害のある人生になったこと自体が嘘なのではないか」「一晩寝たら元どおりになっているのではないか」「治療やリハを行わなくても魔法のように元に戻るのではないか」などと考えたりする．なお，この否認や拒絶は，治療やリハに対する拒絶につながる場合がある．この段階で拒絶の気持ちに罰を与えるようなかかわりを行うと治療関係に深刻な影響が及ぶことがある．一時的な心理過程でありいずれ葛藤を経て適応すると考えることが望ましい．

・**混乱期**：心身の変化や生活上の影響が自分の期待や予想よりも大きい場合に，その変化や影響から元に戻ってほしいという願望を抱いたり，その願望が満たされない失望から自分や周囲の人に対して怒りの感情を抱いたりする時期．この時期に周囲の人に対して怒りや不満を表出した場合には，願望が満たされないことで生まれる失望感が行き場のない怒りとなっていると理解することで，深刻な人間関係の対立になることを食い止められる．

・**葛藤 (努力) 期**：障害のある人として生きることに対して一定の覚悟ができてきているものの，

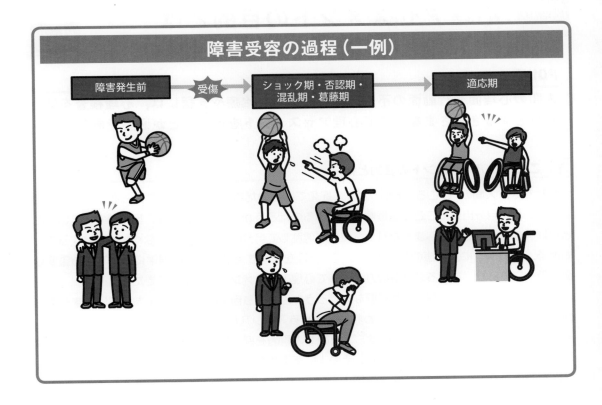

他者との比較や過去の自分との比較によって自尊心が傷つく経験もする時期．そのため，「前向き
に生きていきたい」という気持ちと，「前向きに行動しても傷つくだけだ」というような相反する気
持ちに揺れ動く時期でもある．この時期は，本人が葛藤の克服に懸命になりやすく，努力期ともよ
ばれる．

・**適応（受容）期**：障害に対して否定的な側面だけでなく，意味や意義を見出したり希望がもてた
りして前向きな行動をとれるようになる時期．ここでいう意味や意義には，援助を受けるだけだと
感じていた自分に「援助をする人」という役割が生じることや，障害による他者との違いを優劣と
いう評価ではなく個性として尊重できるようになることがある．

3 障害受容の過程を知って援助に活かす

　障害受容の過程を知ると，目の前の対象者が後ろ向きな感情をもっていたり攻撃や疑いをリハ専
門職に向けたりしてきても，そのような感情や感覚は一時的な心理過程であると思うことができ
る．一時的な心理過程がそうさせていると思うことによって，リハ専門職にとって不都合な状況
（治療の拒否や援助者への不信感の表出）が起きた場合でも希望をもちやすくなる．

　つまり，障害受容の過程を知ることは，対象者のためでもあり，リハ専門職が**希望**をもち続ける
ためにも必要である．

（安保寛明）

LECTURE 10-1 心理アセスメントの目的とは

POINT
人間の心理面や行動面の不適応状態の理解と治療や支援には，心理検査をはじめとするさまざまな方法で心理アセスメントを行うことが必要である．

1 こころのアセスメントの目的とは

私たちは，人間の"こころ"をどのように捉えているのだろうか．他人のこころを理解することは難しいが，自分自身のこころは理解できているのだろうか．私たちは時々，自分で考えていたこととは異なる行動をしてしまったり，気持ちが混乱して自分のことがわからなくなったりすることもある．このように，実態のない人間の"こころ"を理解することは，心理学において最も重要な研究テーマであり，こころの理解の方法として心理アセスメントが発展してきた．

それでは，こころの理解はなぜ必要なのだろうか．私たち自身の日常生活においてはあまり実感がないかもしれないが，たとえば，われわれはあるストレスによって体調が悪くなることがある．そのような場合は身体症状のみならず，ストレスの原因を探ったり，そのときのこころの状態に注意を向けるようになる．また，もともとその人にある特性，つまり性格がどのようなものかを探ることもあるだろう．

このような取り組みを科学的な方法で行うことが心理アセスメントの目的である．これによって，人間の適応の調整と性格（パーソナリティ）の成長を促進したり，不適応や障害，こころの悩みの原因を見いだし，そこからもたらされる問題を軽減，解消させることが可能となる．

2 心理アセスメントとは

人間のこころを理解するためには，心理検査をはじめとするさまざまな方法や道具を用いて，心理的側面や行動的側面の特性を把握し，不適応状態や問題にかかわる原因を明らかにしていく．このようなアセスメントを**心理アセスメント**あるいは**心理査定**という．心理アセスメントの結果を分析することで，被検者（検査を受ける人）のこころや行動の特性を理解することが可能となり，こころの健康を保つための予防策や，不適応や障害，こころの悩みといった問題の解決策を導くことが可能となる．

"こころ"とは人間の内面（思考，記憶，感情，認知など）のことで，脳や神経系の作用であると考えられている．しかしこれらは，被検者の周囲の環境からの影響も受けている．ある性格や特性をもった人間が，時，場所，状況などによってこころの内面や行動面の変化を示すことからも，こころが環境の影響を受けて変化することがわかる．したがって心理アセスメントを行う際は，被検者のこころの特性を調べるだけではなく，生活している環境と，こころや行動の関連性を調べることも必要である．

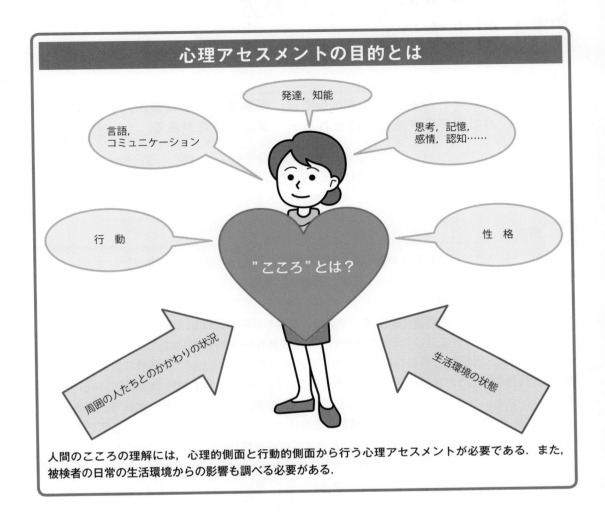

心理アセスメントの目的とは

発達，知能

言語，
コミュニケーション

思考，記憶，
感情，認知……

行　動

"こころ"とは？

性　格

周囲の人たちとのかかわりの状況

生活環境の状態

人間のこころの理解には，心理的側面と行動的側面から行う心理アセスメントが必要である．また，被検者の日常の生活環境からの影響も調べる必要がある．

3 ┃ 心理アセスメントにおける倫理的配慮の必要性

　心理アセスメントは被検者の個人情報を収集するので，被検者の不利益 (情報の漏洩など) が生じないように，検査結果や報告書などの守秘・保守が求められる．これらは医療機関をはじめとして，検査を実施する専門機関には具体的なガイドラインが設けられており，検査の実施者や検査結果に関与する者はこのガイドラインを遵守することが義務付けられている．

　また，検査などによるアセスメントを実施する場合には，被検者やその家族に対して，アセスメントを受けることについての被検者の自己決定を尊重するとともに，心理アセスメントの内容に関する透明性を確保することが重要である．このような対応を**インフォームドコンセント**といい，①アセスメントの目的と方法についての説明と合意，②プライバシーの保護についての説明と合意，③アセスメントの拒否の権利について説明し，最終的に合意を得ること，④アセスメント結果の十分な説明を行うために報告書を作成する．

（加藤哲文）

心理アセスメントの方法とデータの収集方法

LECTURE
10-2

POINT

心理アセスメントの主要な方法としては，面接法，行動観察法，心理検査法がある．おのおのの方法から得られるデータには特徴がある．

人間のこころのアセスメント (以下，心理アセスメント) とは，人間の心理的特性を把握することであるが，そのためにさまざまな方法が用いられている．ここでは主として，①面接，②行動観察，③心理検査といった方法の特徴と，そこで得られるデータの収集方法について紹介する．

1 面接法

最初に，被検者に対する面接や質問紙を用いた調査による方法がある．面接法には主として3つの方法がある．まず**構造化面接法**は，事前に質問項目を決めて回答を得る方法である．たとえば，「どのような仕事を希望しているか」や「・・・についてどう思うか」といった質問に対する回答をデータにする．次に，**半構造化面接法**[※1]があり，これも事前に質問を用意しておき回答を得るが，その他にも面接の流れに応じて質問を追加したり，被検者からの自由な発言もデータとして収集する．たとえば，「今日はどのようなことで相談に来られましたか」といった質問に対して，被検者が「毎朝仕事に行こうとすると頭が痛くなるんです．1週間前は辛くて無断で休んでしまいました．実は・・・」というように話の内容が拡張しても，「どうぞ，自由に話してください」というように自由に発言を促していく．最後に，**非構造化面接法**は，検査者と被検者が自由に会話を展開させて，そこでの相互の発言をデータにする．たとえば検査者が「まず，思っていることや考えを自由に話してみてください」と言い，被検者の自由な発言を促しながら，検査者もそれに合わせて会話形式でデータをとっていく，というものである．

また，面接法の1つとして質問紙調査による方法もある．これは質問紙の回答から得られる数値的データで，統計的手法によって尺度化された質問項目への回答 (数値) を統計的に分析する．

[※1] 質的研究法で用いられる面接法や投影法なども半構造化面接と考えられる．

2 行動観察法

被検者の日常生活場面などを観察し，そこで得られる被検者の行動を記録する方法である．観察の対象となるのは被検者の行動 (言語も含む) であり，観察者が客観的に把握することが可能である．観察する目的に応じて，観察の対象となる行動を客観的に定義して観察し記録する．

観察の方法としては，ある場面の被検者の行動を直接的に観察する方法や，ビデオ収録や別室から一方視鏡を通して観察する方法がある．また被検者とかかわりをもちながら観察をする参与観察もある．

データは，被検者の示したすべての行動を観察する方法や，被検者の特定の行動にしぼって観察する方法がある．後者の方法では，特定化した行動の生起する回数，行動の持続時間，行動の強度，行動の所産 (行動が起こることによって生じる環境の変化など) を収集する．

心理アセスメントの方法とデータの収集方法

面接法 (面接)

被検者の回答や発言から得られるデータ

- **構造化面接法**
  事前に質問項目を決めて回答を得る

- **半構造化面接法**
  事前に質問項目を決め回答を得るが，その他に面接の流れに応じて質問を加えて自由な発言も収集する

- **非構造化面接法**
  質問項目は用意せず，その場で自由に質問し，自由な発言を促す

面接法 (質問紙調査)

質問紙の回答から得られる数値的データ

統計的手法によって尺度化された質問項目への回答 (数値) を統計的に分析する

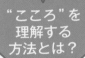
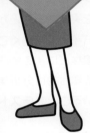

"こころ"を理解する方法とは？

行動観察法

被検者の行動を観察の対象とした客観的な行動のデータ

ビデオ録画や別室から一方視鏡を通して観察する方法がある

被検者のすべての行動を観察する方法や特定の行動に絞って観察する方法がある

心理検査法

標準化された検査による被検者の反応や応答から得られるデータ

知能，性格，認知，社会性などのさまざまな心理的特性を把握する

心理アセスメントの主要な方法としては，面接法，行動観察法，心理検査法がある．おのおのは，特徴的なデータの収集方法がある．

---

3 心理検査法

　心理検査法は，知能，性格，認知，社会性などさまざまな心理的特性を把握するために，あらかじめ標準化された検査器具 (図版や質問，教示や検査の手順などを指定している) を用いて実施する．多くの検査はデータとして得点や指数を設定し，年齢や標準的な基準を参照して個々の被検者の得点や指数を比較検討する．たとえば知能検査の場合は知能指数が算出され，被検者の指数 (知能指数) が標準である100からどの程度離れているかをみる．

　また被検者に抽象的な刺激 (図版や質問) を提示して，それへの反応や応答から性格や潜在的な心理的特性を把握する**投影法**[2]もある．

　なお，心理検査の実際については，CHAPTER 11で詳しく紹介されている．

[2]　ロールシャッハ検査，主題統覚検査，絵画欲求不満テストなどがある．

(加藤哲文)

LECTURE 10-3 心理アセスメントのデータの分析方法

POINT

さまざまな心理アセスメントから得られたデータは整理され，ケース・フォーミュレーションという分析方法を用いた治療・支援方針の設定に活かされる．

　不安，混乱，抑うつ，苦痛，生きづらさなどの心理面の問題をもつ人は，これらの解決を求めている．このような治療や支援の対象者から出される心身の不調などの問題についての訴えを**主訴**という．そこで担当者 (セラピスト，カウンセラー，相談員など) は，アセスメントのデータを分析して，主訴の解消に向けた治療や支援の方策を検討する．

1 治療や支援前のデータの分析

　まずは，被検者から得られたアセスメントのデータを整理する．被検者の総合的な理解のためには，可能な限り複数の心理アセスメントを実施することが勧められている．これによって，特定の心理アセスメントのみの分析結果によるバイアスを防ぐことができる．たとえば，質問紙調査や行動観察から得られた量的なデータと，面接などによる質的なデータを用いることで，被検者の心理的特性や，症状が生じ維持している状況を総合的に分析することが可能となる．このように心理検査やその他のアセスメントを包括的に用いることを**テスト・バッテリー**という．

2 ケース・フォーミュレーション※の考え方

　アセスメントの結果を活かして，症状や障害のメカニズムを分析する方法として，**ケース・フォーミュレーション**がある．これは，あくまでもデータから説明される仮説ではあるが，その仮説を検証するために，実際に治療や支援を行い，心理的側面や行動的側面の問題が解決し主訴の解消に至るかどうかを見極める．もしも十分な解決がみられない場合は，再度アセスメントを実施してケース・フォーミュレーションの再検討を行い，改善した治療や支援を実施し最終的な主訴の解消につなげていく．

※　臨床心理学の立場の違いから，同義語として"見立て"や"行動分析"がある．

3 ケース・フォーミュレーションの実際

　たとえば不安を主訴とした場合は，「いつ」「どこで」「どのようなときに」「誰といるときに」「何をしているとき」「どの程度の不安が生じるか」といった具体的な状況や場面における不安の程度を把握する．アセスメントには，面接による具体的な聞き取りや，不安状況を主観的に測定する**不安尺度**などを用いる．

　これらの結果から，不安が生じやすい状況とともに，不安の状態が維持したり，不安にかかわる問題が悪循環に陥っているメカニズムを説明する仮説を立てる．そしてこの仮説から導かれる問題解決の方針を立て，効果的な心理療法やその技法を選択し，実際の治療や支援を行う．もちろん，被検者にこの仮説と，治療や支援の方針を十分に説明し同意を得ることが重要となる．

（加藤哲文）

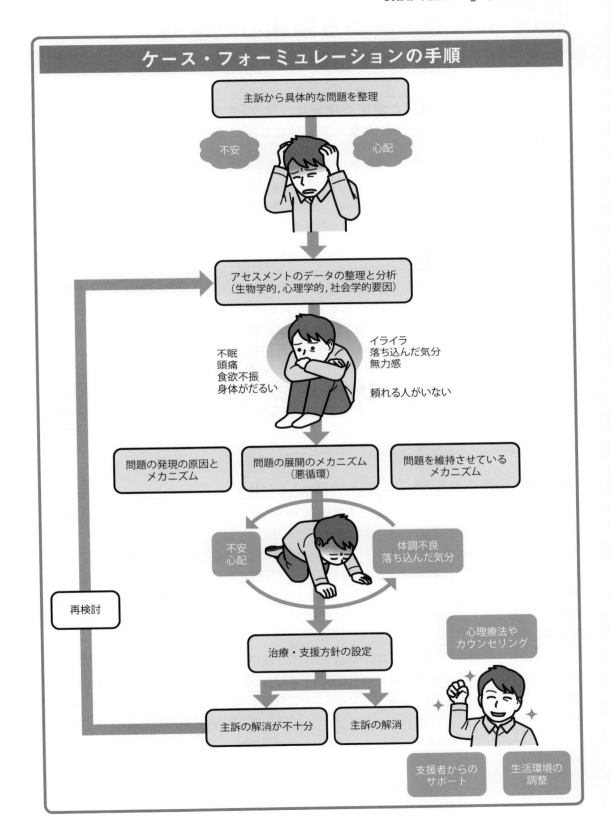

ケース・フォーミュレーションの手順

主訴から具体的な問題を整理

不安　　　　　　　　　心配

アセスメントのデータの整理と分析
（生物学的, 心理学的, 社会学的要因）

不眠　　　　　　　　イライラ
頭痛　　　　　　　　落ち込んだ気分
食欲不振　　　　　　無力感
身体がだるい
　　　　　　　　　　頼れる人がいない

問題の発現の原因と メカニズム	問題の展開のメカニズム （悪循環）	問題を維持させている メカニズム

不安
心配　　　　　　　　　　　体調不良
　　　　　　　　　　　　　落ち込んだ気分

再検討

治療・支援方針の設定

心理療法や
カウンセリング

主訴の解消が不十分　　　主訴の解消

支援者からの　　　　生活環境の
サポート　　　　　　調整

LECTURE 10-4 異常心理学から臨床心理学へ

POINT

異常心理学に端を発した臨床心理学は，今や「生物-心理-社会モデル」に基づいたアセスメント方法と治療方法を確立している．

心理アセスメントは，人間の心理的側面や行動的側面の特性を把握するために開発されてきた．歴史的には，健康なこころをもった人と，そうではない人の違いを明らかにしていくための**異常心理学**という心理学領域が端緒となっている．これは行動の異常を研究するもので，実験神経症の研究などが始まりとされており，後の行動療法の発達にも寄与してきた．

1 異常と正常の違いは何か

従来の異常心理学では，一般社会において"異常"という価値判断に基づく病理モデルが主流であった．異常心理学の研究者は「何が正常で，何が異常か」という議論を行ってきた．しかしその後，"異常"という概念が，一定の道徳的・評価的・文化的な基準に基づいていることに対する批判が出てくるようになり，これに代わる用語として"不適応"という言葉が使われるようになった．

「適応と不適応」といった考え方もまた，社会や文化の違いによって変化することが指摘されている．そこでこのような用語の背景にある価値判断については棚に上げて，人間の示す心理的側面や行動的側面の特性からもたらされる状態（症状）を記述し，これらが当人の苦しみや不快感を引き起こしている場合は，その心理的メカニズムを明らかにしてこれを取り除くための治療や支援を行うことになった．これが現在の臨床心理学へとつながっている．

2 「生物-心理-社会モデル」※に基づいたアセスメントへ

精神疾患や精神障害は，遺伝などの先天的要因のみならず，その人の置かれている環境の影響を受けて症状が大きく変化する．これらがともすると不適応の状態をまねき，患者の生きづらさや苦しみにつながる．したがって治療においては，薬物投与などの医学的な治療のみならず，心理面の苦痛やストレスの緩和をはかるための心理療法，そして不適応を起こしている患者の実生活場面の環境の調整や修正が必要となる．心理アセスメントにおいても，"異常"な心理的状態のみに目を向けるのではなく，生活面の苦しさや困難な状況についてアセスメントを行うことも重視されてきている．

このように，心理面や行動面の治療や支援において，生物学（生理学）的な要因，心理的な要因，そして社会的な環境要因を統合していく考え方を**生物-心理-社会モデル（bio-psycho-social model）**という．治療や支援に必要なアセスメントでもまた，このモデルに基づいた情報を収集する必要がある．

※ このモデルにより，精神疾患や障害が生物学的要因のみならず環境要因で生じうることが示された．

臨床心理学における生物–心理–社会モデル

疾患・障害の症状を統合的に理解する

生物学
遺伝的要因，脳科学的要因，
神経学的要因，身体的要因

心理学
知覚，感情，記憶，人格，
学習，動機付け，知能，
認知などの要因

社会学
家族要因，対人関係要因，
学校や職場環境の要因，
地域社会の要因

心理アセスメントの基盤になっている「生物–心理–社会モデル」である．このモデルでは，疾患や障害の症状を生物学（医学的）側面，心理学的側面，そして社会学的側面から統合的に捉えている．

---

3 ┃ 臨床心理学の発展

　異常心理学に端を発した臨床心理学は，患者のこころの苦痛や混乱などをやわらげて生活の質を改善するために，さまざまなモデルに基づいた治療や支援技法を発展させてきている．これらについてはCHAPTER 12～14で紹介されているが，さまざまなアセスメント方法が用いられており，特に，生物–心理–社会モデルに則った総合的なアセスメントバッテリーが必要である．また，現在はさまざまな心理療法において個々に治療や支援の効果を評価するアセスメント法が中心である．よって，共通したアセスメント法の開発が今後の課題である．

（加藤哲文）

コラム 陽性症状と陰性症状

　陽性症状は，健康なときにはなかった状態が表れることをいい，陰性症状は，健康なときにはあったものが失われることをいう．統合失調症を例に説明すると，陽性症状の典型は，幻覚と妄想である．幻覚の中でも，周りの人には聞こえない声が聞こえる症状を幻聴という．陰性症状は，意欲の低下，感情表現が少なくなる感情鈍麻などである．

（藤井浩美）

LECTURE
11-1
人格検査

PT・OT・ST
国試出題

POINT
人格検査ではその個人の人格（パーソナリティ）を把握する．検査方法は，質問紙法，投影法，作業検査法の3つに分けられる．

1 人格検査とは

人格検査は，被検者が何らかの課題や設問に取り組む際の反応が，その個人の人格[※1]（パーソナリティ）を反映するという考えに基づいて作成されている．そして心理学には，パーソナリティに関する多くの考え方（人格理論）があり，諸理論に基づいて多くの人格検査が開発されている．そのため人格検査の結果は，その被検者のある一側面を示しているだけで，個人の全体像を示す固定的なものではないという点に注意する必要がある．

臨床の現場（特に精神科や心療内科）においては，精神疾患の鑑別診断の補助や，症状や問題行動に患者の人格的な問題がどのようにかかわっているかのアセスメント，心理療法導入の可否，治療方針の決定などに利用されている．人格検査は課題や設問の性質によって，質問紙法，投影法，作業検査法の3つに区分することができる（図）．それぞれの特徴と長所・短所について以降で説明する．

※1　心理学では，人格，性格，パーソナリティを同義で扱うことが多い．

2 質問紙法（質問紙検査法）

質問紙法は，紙にあらかじめ書かれた，たとえば「あなたは友だちが多いですか」といった質問に対して，「はい/いいえ/どちらでもない」などの選択肢から，被検者自らが回答を選ぶ方法である．複数の性格特徴から総合的に捉える**矢田部ギルフォード（YG）性格検査**や**ミネソタ多面人格目録（MMPI）**，特定の感情・情緒状態を査定する**顕在性不安検査（MAS）**，**うつ性自己評価尺度（SDS）**といった検査がある．

長所：被検者が回答するため一度に多くの人に実施できる．得点の算出や解釈に検査者の熟練を比較的必要としないものが多いことから，さまざまな場面で広く用いられる．

短所：質問項目の内容から検査意図がある程度推測できるため，被検者が意図的に回答を操作することができてしまう．また，被検者の読解力に依存するため，質問の意図を誤って解釈したまま回答する可能性もある．

3 投影法（投映法）

投影法は，あいまいな刺激に対して被検者が自由に表出した反応から査定する方法である．図形や絵など視覚的な刺激を課題とする検査〔**ロールシャッハ・テスト**，**主題統覚検査（TAT）**など〕，未完成の文といった言語的刺激を課題とする検査〔**文章完成法テスト（SCT）**など〕のように，課題として用いる刺激によってさまざまな種類の検査がある．たとえば代表的な投影法検査であるロールシャッハ・テスト（ロールシャッハ法）では，インクのしみが何に見えるかを尋ねる（図①）．

人格検査の種類

質問紙法		
	性格特徴の把握……	ミネソタ多面人格目録（MMPI），モーズレイ性格検査（MPI），東大式エゴグラム（TEG），矢田部ギルフォード（YG）性格検査
	感情・情緒状態の把握……	顕在性不安検査（MAS），うつ性自己評価尺度（SDS），状態−特性不安検査（STAI）
	その他……	コーネル・メディカル・インデックス（CMI）

投影法		
	視覚的刺激……	ロールシャッハ・テスト，主題統覚検査（TAT）
	言語的刺激……	文章完成法テスト（SCT）
	視覚＋言語的刺激……	絵画欲求不満テスト（PFスタディ）
	描画（刺激呈示なし）……	House-Tree-Person（HTP）テスト，バウムテスト

①ロールシャッハテストの例（模造）

作業検査法	
	内田クレペリン検査

②内田クレペリン検査の例（模造）

　長所：刺激に対する被検者の自由な反応を求めるため，得られる情報量が多く，個人の特徴が反映されやすい．検査の目的が推測しづらく，被検者は意図的な操作が困難であるため，本人も自覚していない特徴が現れやすい．

　短所：結果の解釈が難しく検査者の熟練が必要で，個別で実施する検査が多く時間がかかる．

4 作業検査法

　作業検査法は，被検者に一定の作業を課し，その作業に現れる反応特徴から査定を行う方法である．作業検査法の代表的な検査に**内田クレペリン検査**がある．この検査は，図②のように隣り合う2つの数字を加算して，その一桁目の数字を用紙に記入していく．加算結果から性格や行動面の特徴を査定する．

　長所：被検者の言語能力に影響されずに検査ができるため，適用対象が広い．

　短所：性格的・行動的特徴として得られる情報がかなり限定的である．

（清水貴裕）

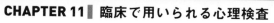

知能検査

POINT

知能検査では，知能の個人的特徴を客観的に検査する．さまざまな種類の検査があり，検査結果を数値化したものに知能指数がある．

1 知能検査とは

知能検査は，知能の個人的特徴を客観的に検査し，把握するための手続きである．「知能」を測定するためには，知能とは何かを明確にする必要があるが，研究者によってさまざまな捉え方があり，その捉え方（理論）によって，多様な知能検査が開発されている（図）．たとえばウェクスラー（Wechsler）が考案した**ウェクスラー式知能検査**では，知能を「個人が目的をもって行動し，合理的に思考し，環境を効果的に処理する集合的・全体的能力」と定義している．この考えに基づいて，本検査は「言語理解」「知覚推理」「ワーキングメモリー」「処理速度」という4つの知的能力を仮定し，これらの能力を評価する15の下位検査（課題）によって構成されている（表）．このように知能という概念を具体的な課題で把握しようと試みたものが知能検査であり，知能理論の発展に伴って現在までさまざまな知能検査の開発や改訂が行われている．

2 さまざまな知能検査

総合的な知的水準を測定する知能検査として，前述のウェクスラー式知能検査の他に**ビネー式知能検査**[※1]があり，これらの知能検査は発達上の困難や脳機能などの問題を有する人々の知的能力や認知特性などの査定に幅広く用いられている．また，認知処理の仕方やプロセスに焦点を当てて知的活動を評価する知能検査に，**K-ABC心理・教育アセスメントバッテリー**や**DN-CAS認知評価システム**があり，子どもの知能の査定に用いられている．その他，非言語性の知能を評価するコース立方体組み合わせテストや言語学習能力を評価するITPA言語学習能力診断検査のように特定の知的機能に焦点を当てた知能検査もある．

これらの知能検査は，いずれも被検者に対して個別に実施する個別式知能検査であり，医療や福祉の分野では知的障害や発達障害，認知症などの鑑別診断の補助，治療やリハの効果を認知的側面から評価することなどに利用されている．これに対し，大勢の被検者に対して一度に実施できる集団式知能検査もあり，主に学校教育場面で用いられている．

[※1] 子どもに適切な教育を提供する目的で開発された世界初の知能検査．

3 知能検査の結果の表し方

知能検査の検査結果を数値化して指標の1つとしたものに**知能指数**（intelligence quotient：IQ）がある．IQには，比率IQと偏差IQの2種類がある．**比率IQ**は，検査から精神年齢を算出し，精神年齢と実際の年齢（生活年齢）の比で表される（比率IQ＝精神年齢/生活年齢×100）．比率IQは，ビネー式知能検査などで採用されている．一方，**偏差IQ**は，同年齢集団内での個人の相対的な位置を数値で表したものである．偏差IQでは平均値が100となり，集団の中間位置であること

知能検査の種類

個別式 知能検査	総合的な 知的機能評価	ウェクスラー式知能検査… ウェクスラー就学前幼児用知能検査 (WPPSI) ウェクスラー児童用知能検査 (WISC) ウェクスラー成人知能検査 (WAIS) ビネー式知能検査… 鈴木ビネー知能検査法, 田中ビネー知能検査
	特定の 知的機能評価	K-ABC心理・教育アセスメントバッテリー, DN-CAS認知評価システム コース立方体組み合わせテスト, ITPA言語学習能力診断検査
集団式知能検査		TK式田中式知能検査, 京大NX知能検査

表　ウェクスラー式知能検査 (WISC-IV) の4つの知的能力と下位検査[1] より作成

指標 (知的能力)	指標の解釈	下位検査	下位検査の内容
言語理解	①言語の理解力・表現力 ②言語による推理力・思考力 ③習得知識	類似	2つの言葉の共通点・類似点を説明する課題
		単語	単語を聞いてその意味を答える課題
		理解	日常的な問題の解決や社会的ルールに関する課題
		知識*	一般的な知識に関する課題
		語の推理*	共通する概念に関する課題
知覚推理	①非言語の理解力・表現力 ②非言語 (視覚・直感) による推理力, 思考力	積木模様	提示された模様どおりに積木を構成する課題
		絵の概念	共通の特徴をもったグループになるよう絵を選択する課題
		行列推理	複数の絵の法則性を見つけ, 空欄に当てはまるものを選択する課題
		絵の完成*	絵の中で欠けている部分を指摘する課題
ワーキングメモリ	①作業中の一時的記憶保持 ②注意力, 集中力	数唱	数字を聞いて同じ順番 (順唱) や逆の順番 (逆唱) で答える課題
		語音整列	数字と文字の組み合わせを聞いて, 数字は昇順, 文字はあいうえお順に答える課題
		算数*	口頭で提示される算数の問題に暗算で回答する課題
処理速度	①視覚刺激を速く正確に処理する力 ②動機付けの安定性, 注意の持続性 ③筆記技能, 視覚-運動協応	符号	制限時間内に数字に対応した記号をできるだけ多く書き出す課題
		記号探し	制限時間内に見本と同じ記号の有無を判断する課題
		絵の抹消*	絵の中から動物の絵を探す課題

*は補助検査

を表す. 偏差IQは, ウェクスラー式知能検査などで採用されている[※2].

　IQは知的機能の指標として有用である一方, 数値で表されることで, 知的能力全体を表す客観的, 絶対的な指標というイメージを与えやすいので注意が必要である. 知能検査の結果は, 被検者の課題への取り組み方や具体的な回答内容など, 反応のプロセスと合わせて詳細に検討することが重要である. また, 測定された結果には, 知能以外のさまざまな要素[※3]が影響していることにも留意しなければならない.

※2　ビネー式知能検査のうち田中ビネーVは14歳以上に偏差IQを用いる.
※3　検査への意欲や自尊心, 疲労など.

（清水貴裕）

LECTURE 11-3 発達検査

ST
国試出題

POINT

発達検査では乳幼児の発達状態を把握する．検査者が乳幼児を観察する直接検査と，養育者に質問紙で回答してもらう間接検査がある．

1 発達検査とは

発達検査は小児医療や児童福祉の分野においてよく利用される心理検査である．乳幼児の精神発達の状態の把握や精神発達的な問題の早期発見，生活上あるいは教育上の支援が必要な側面についてのアセスメント，治療や療育による発達の進み具合の評価・指導方針の検討などを行う際に用いられる．身体的発達や運動，社会性，日常生活習慣など，さまざまな側面から発達を査定する検査が多い．

検査の結果は，現在の発達の状態が何歳相当かを年齢で表す**発達年齢**や，**発達指数**（development quotient : DQ）を算出することによって表される．また，発達の領域ごとに発達の状態をプロフィール表示できる検査もある．しかし知能検査と同様，数値で結果を表すことの弊害もあるため，結果の取り扱いや解釈には細心の注意が必要である．

2 発達検査の実施方法

発達検査の実施方法には，検査者が乳幼児の課題などへの取り組みを観察する**直接検査**と，日頃の子どもの様子をよく知っている養育者や保育者に質問紙を用いて尋ねることで発達状況を把握する**間接検査**がある（表）．

直接検査は，実際の子どもの反応を直接的に観察できるという利点があるが，乳幼児に検査を行うためには検査や子どもとのかかわりに熟練が必要である．間接検査は簡便に検査を実施できるため，健診などで用いる**スクリーニング検査**[※]として有用である．一方で，その情報は養育者や保護者の観察に基づくため，情報の客観性に対する注意が必要となる．

[※] 疾患や障害などが疑われる対象者を発見し，専門家の精密検査の必要性を判断するための検査．

3 代表的な発達検査

遠城寺式・乳幼児分析的発達検査は，遠城寺宗徳らによって開発された直接検査である．ボールやガラガラなどいくつかの用具を用いて行い，検査の一部では養育者への聞き取りによる評定も行う．6領域の検査項目があり，それぞれ年齢に応じた項目が下から順に配置されている（図）．各領域の検査項目への通過状況から発達年齢が決まり，各領域のDQの算出や，発達プロフィールの作成ができる．期間をおいて実施した結果を1枚の検査用紙に記入できるので，発達の状況を継続的にみることができ，訓練などの効果判定にも有用である．

津守式乳幼児精神発達検査は津守真らによって開発された間接検査である．表に示す5領域について主たる養育者に尋ね，各領域の結果から発達年齢を算出し発達輪郭表を作成する．本検査ではDQは算出しない．間接検査であるため，検査用具を必要とせず，直接検査を実施するのが難しい子どもであっても実施できる点や，発達に関する養育者の理解を促進するという利点がある．

（清水貴裕）

主な発達検査と検査内容

実施方法	検査名	対象年齢	検査内容等
直接検査	新版K式発達検査	3か月〜成人	姿勢・運動，認知・適応，言語・社会の3領域，328項目で構成される．結果からプロフィールを作成．領域別および総合的発達年齢，DQが算出できる．
	遠城寺式・乳幼児分析的発達検査	0か月〜4歳8か月	運動（移動運動，手の運動），社会性（基本的習慣，対人関係），言語（発語，言語理解）から構成される．結果からプロフィールを作成．領域別および総合的発達年齢，DQが算出できる．
	デンバー発達判定法（DENVERII）	0〜6歳	個人−社会，微細運動−適応，言語，粗大運動の4領域から構成される．記録票の年月齢線をもとに発達の遅れを判定する．
間接検査	津守式乳幼児精神発達検査	0〜7歳	運動，探索・操作，社会（大人との関係，子どもとの関係），生活習慣・食事・排泄，言語・理解の5領域から構成される．結果から発達年齢の算出と発達輪郭表の作成ができる．
	乳幼児発達スケール（KIDS）	0歳1か月〜6歳11か月	運動，操作，理解言語，表出言語，概念，対子ども社会性，対成人社会性，しつけ，食事の9領域で構成される．結果からプロフィールを作成．領域別および総合的発達年齢，DQが算出できる．
	子どもの行動チェックリスト（CBCL）	2〜18歳	8つの問題行動尺度（2〜3歳版では，反抗，引きこもり，攻撃，分離不安，不安神経質，発達，睡眠・食事，注意集中）と上位尺度（外向・内向）の得点を算出できる．

図 遠城寺式・乳幼児分析的発達検査の記入例

（遠城寺式・乳幼児分析的発達検査法 九大小児科改訂新装版，慶應義塾大学出版会より引用・改変）

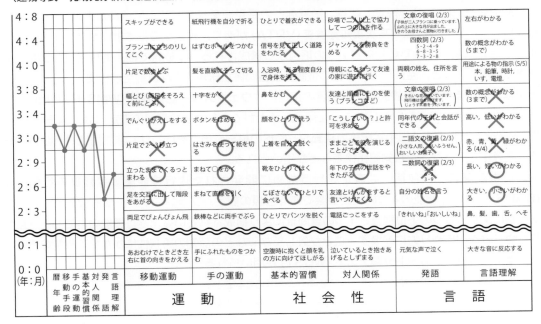

LECTURE 11 - 4

認知機能検査

POINT
認知機能検査は，脳損傷や認知症などによって障害された言語・記憶・認識・注意・行為などの認知機能を把握するもので，神経心理学的検査ともよばれる．

1 認知機能検査とは

　認知機能検査は，医療やリハの分野において，脳血管障害や認知症における認知機能の障害，外傷性脳損傷による高次脳機能障害のアセスメントなどに用いられることが多い．**神経心理学的検査**ともよばれ，言語や記憶，人や物の認識，注意，行為といった特定の認知機能に生じた障害の特徴を詳細に把握できるように，認知機能ごとに特化して開発されている（**表**）．また，後述する認知症のスクリーニング検査も認知機能検査に含められる．

　これらの認知機能検査は診断や治療の計画を立てる際に参照されたり，治療やリハの効果などを評価する際に利用される．次項では，主な認知機能の障害と代表的な検査について紹介する．

2 代表的な認知機能検査

・**言語の障害（失語）**：運動失語（うまく話せない）と感覚失語（意味がわからない）がある．こうした失語を査定する検査に**WAB失語症検査**や**標準失語症検査（SLTA）**がある．SLTAは，リハビリテーションの手がかりを得ることを目的としてわが国で開発され，聞く，話す，読む，書く，計算の5つの領域について，合計26の下位検査から構成される．検査プロフィールや各項目への反応特徴から失語症の有無や重症度，失語症のタイプなどが判別される．

・**認知の障害（失認**[※1]**）**：視覚，聴覚，触覚などの感覚モダリティごとに検査が開発されている．視覚性失認の査定では**標準高次視知覚検査（VPTA）**があり，視知覚の基本機能や物体・画像の認知，相貌（顔）認知，色彩認知など7つの項目から構成される．本検査では，対象を視覚的に認知できない視覚失認と，空間における物の位置や位置関係が認知できない視空間失認を評価する．

・**記憶に関する障害**：全般的な記憶障害の査定には**ウェクスラー記憶検査（WMS-R）**が用いられる．記憶の障害の中でも，新しいことを覚えることができない記銘障害の査定には，言語性（聴覚性）の記銘力を査定する**三宅式記銘力検査**や，図形の模写や再生を行わせて非言語性（視覚性）の記銘力を査定する**ベントン視覚記銘検査**などが用いられる．

・**遂行機能障害**[※2]：包括的な査定を行うために開発された**遂行機能障害症候群の行動評価（BADS）**は，遂行機能の4つの構成要素である目標の設定，プランニング，計画の実行，効果的な行動に関する6つの下位検査と1つの質問紙により構成されている．遂行機能の中でも，一度慣れたやり方を別のやり方に転換することが難しくなるなどの認知の柔軟性にかかわる機能の査定には，**ウィスコンシンカード分類テスト（WCST）**が用いられる．

※1　ある感覚器を通して知覚した対象が何であるかがわからないこと．
※2　自分で計画を立てて物事を具体的に進めることができなくなること．

主な認知機能検査と検査内容

認知機能	検査名	検査内容
言語	WAB失語症検査	失語症の査定に加え，失行，半側空間無視，非言語性知能の検査も含み，自発話，話し言葉の理解，復唱，呼称，読み，書字，行為，構成行為・視空間・計算の8つの下位検査を行う．
	標準失語症検査（SLTA）	5つの領域のうち4つ（聞く，話す，読む，書く）は，それぞれ単音，単語，文レベルで査定される．下位検査には，聴覚的理解，復唱，音読，読解，書き取り，計算などの課題がある．
視覚認知	標準高次視知覚検査（VPTA）	視知覚の基本機能，物体・画像認知，相貌認知，色彩認知，シンボル認知，視空間の認知と操作，地誌的見当識の7項目について検査を行う．
行為	標準高次動作性検査（SPTA）	口腔顔面失行，観念運動失行，観念失行，構成失行，肢節運動失行，着衣失行など，広範囲の失行について査定する．
記憶	ウェクスラー記憶検査（WMS-R）	13の下位検査から，一般的記憶，視覚性記憶，言語性記憶，注意・集中力，遅延再生の5つの側面について査定する．
	三宅式記銘力検査	有関係対語，無関係対語で構成された対連合学習課題により，言語性記銘力を査定する．
	ベントン視覚記銘検査	10枚の図版の模写と再生から，視覚記銘力，視覚性認知，構成能力などを査定する．
	レイの複雑図形検査（ROCFT）	複雑図形の模写と再生から，視覚記銘力や記憶方略，視覚性認知，構成能力などを査定する．
遂行機能	遂行機能障害症候群の行動評価（BADS）	規則変換カード検査，行為計画検査，鍵探し検査，時間判断検査，動物園地図検査，修正6要素検査と遂行機能障害の質問表により査定する．
	ウィスコンシンカード分類テスト（WCST）	カードを分類する課題により，セット（構え）の転換について査定する．
その他	ベンダー・ゲシュタルト・テスト（BGT）	9つの幾何学図形の模写から，器質的脳障害の可能性について査定する．

3 認知症のスクリーニング検査

　認知症は，脳の神経細胞の減少・機能低下や血管障害などによってさまざまな認知機能に障害が起こり，社会生活に支障をきたしている状態の総称である．脳がどのような障害を受けたかによって認知症の種類や症状は異なるが，早期に発見することが重要であるため，医療現場で簡便に認知症の疑いを判別するスクリーニング検査が開発されてきた．現在広く用いられているスクリーニング検査にHDS-R（改訂長谷川式簡易知能評価スケール）とMMSE（mini-mental state examination）がある．ともに対面式で行われる検査で，HDS-Rは9項目，MMSEは10項目の下位検査から構成される．短時間で簡便に実施できるため，被検者にも負担が少ない．両検査には類似項目も多いが，HDS-Rは記憶に関する項目が，MMSEは言語機能の項目が比較的多く含まれ，さらにMMSEには図形の模写をする動作性課題[3]が含まれるといった特徴がそれぞれみられる．

※3　視覚的情報を処理して，動作で応答する課題．

（清水貴裕）

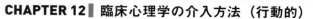

LECTURE 12-1 行動療法の起源と特徴

POINT

行動療法は学習理論や行動理論に基づいて，人間のこころや行動の問題の改善を図る心理療法で，生活環境で生ずる不適応行動の変容を目的とする．

1 行動療法の起源

行動療法 (behavior therapy) は，学習理論や行動理論の知見を，人間のこころや行動の問題の改善に応用した心理療法として開発され発展してきた．行動療法という用語は 1950 年代から用いられてきたが，アイゼンク (Eysenck) やウォルピ (Wolpe) らによって世界に紹介され，わが国でも臨床適用が進んできた．その端緒となったものは，CHAPTER 5 で取り上げられた「レスポンデント条件付け」と「オペラント条件付け」といった学習理論からもたらされた技法である．ここでは行動療法の技法の基になっている理論と，行動療法の特徴について説明する．

2 レスポンデント条件付け理論の応用としての技法

生理学者のパブロフ (Pavlov) によって犬を対象にして行われた実験によって，条件反応が形成されることが示された．これを**レスポンデント条件付け**，あるいは**古典的条件付け**という．この知見を人間に適用した研究から，人間の行動の異常の原因は，条件反応が欠如または過剰な状態であると説明され，治療のためには条件反応を獲得あるいは消去することが必要であると考えられた．

臨床場面では，夜尿症の治療（尿が膀胱にある程度たまったら覚醒する反応を新たに形成する）や，不適切な性行動の治療〔不適切な性行動に関する刺激（映像など）を見せてから，不快感をもよおす薬物を投与することで不適切な性行動を抑制する〕などに応用された．

3 オペラント条件付け理論の応用としての技法

心理学者のスキナー (Skinner) は，鳩やネズミを用いた実験によって行動の形成のメカニズムを**オペラント条件付け**といった概念を用いて説明した．これは，偶然生じた反応の後に，その動物にとって好ましい結果（餌など）を伴わせると以降の反応の頻度が増大すること（強化）で，反応が減少する場合（弱化）も同様のメカニズムから説明された．

人間の臨床場面では，適切な行動を形成したり，問題行動などの不適切な行動の消去に応用され，現在に至っている．

4 行動療法の特徴

行動療法は，患者や治療対象者が示す症状の原因について，過去の要因よりも，現在の環境（生活環境のみならず，対人関係なども含む）との関連性から捉える．そして症状を当事者が生活している環境に対する不適応行動として捉え，その行動の変容を目的としている．不適応行動と環境との関連性を分析するためには**行動アセスメント**※が用いられ，その結果から行動の変容に効果的な手法を選択し実際の行動変容を図っていく．

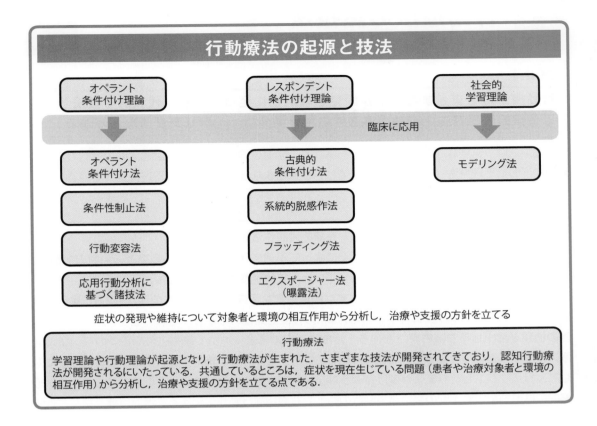

行動療法は，多岐にわたる技法が開発され，主として行動面の問題の解決のために，リハビリテーション，教育，医療，心理臨床，福祉といったあらゆる分野で適用されてきている．近年は，行動療法から派生した**認知行動療法**が広く普及し，現在にいたっている．

※ 治療対象の行動が，周囲の環境（人のかかわりも含む）とどのように影響しあっているかを調べる方法．

（加藤哲文）

コラム ┃ リハ専門職自身の心の健康管理

　リハ専門職は，疾病（疾患），障害など患者が予期せずに生じた不運の受容過程に寄り添う．患者に寄り添えば寄り添うほど，強いストレスを経験する．また，患者のみならず，患者の家族や同僚（上司・部下）など，業務を遂行するうえでさまざまな人間関係のストレスを経験する．したがって，リハ専門職自身が心の健康管理に心がけることは非常に重要である．

　心理学・臨床心理学のさまざまな介入技法は，自分の対人スキルや，物事の捉え方を知るうえで役立つ．学生は授業を通して自分を理解し，授業や臨床実習などにおけるさまざまな対人場面でのコミュニケーションスキルを高め，自身の考え方の癖に気付いて，合理的な考え方を身につけ，自己対処能力を高める必要がある．自律訓練法やマインドフルネスでは，それ自体が自己を癒すことを体感できる．リハ専門職自身が心の健康を保ち，サービスを提供することは責務であり，その経験は対象者支援にも役立つ．

（川勝祐貴）

**LECTURE
12-2** # 行動療法の諸技法

POINT

行動療法はさまざまな技法が開発され現在に至っている．代表的な技法として系統的脱感作法，行動変容法や応用行動分析，モデリング法などがある．

行動療法は，実験などの実証的研究から導かれた学習理論や行動理論による人間の行動の変容に焦点を当てた心理療法といえる．これまでに，さまざまな技法が開発され現在に至っている．

1 系統的脱感作法

レスポンデント条件付け理論を応用した系統的脱感作法を紹介する．

ウォルピ（Wolpe）は，強い恐怖や不安によって不適応状態になっている患者の治療のために，レスポンデント条件付けや逆制止理論に基づいた**系統的脱感作法**を開発した．

まず，恐怖や不安を引き起こすさまざまな環境刺激を調査し，そのときの症状（回避行動，情緒的混乱，その他恐怖や不安に伴う不適応行動）の程度を見極めながら，それらを引き起こす環境刺激の種類を抽出し**不安階層表**[1]を作る．治療は不安階層表において最も恐怖や不安の低い環境刺激の段階から適切な行動の生起を徐々に促していく．その際に恐怖や不安を誘発する環境刺激に対して，リラックスしたり緊張が解けるようなイメージや動作を喚起するように教示をしていき，最終的には最も恐怖や不安の高い環境刺激のもとでも適切な行動が生起することが目標となる．近年では，理論的な拡大に基づき，各種恐怖症，強迫症，パニック障害，社交不安症などを対象とした治療としてエクスポージャー法（曝露法）[2]，あるいは反応抑止法が開発されている．

※1 不安や恐怖の程度を主観的に1～100の間で点数化し，ランクをつけていく．
※2 認知行動療法の一種として分類されることもある．

2 オペラント条件付け療法，行動変容法，応用行動分析

オペラント条件付け理論を応用した技法を紹介する．

オペラント条件付け理論を活かして，適切な行動を形成したり不適切な行動を消去したりする技法で，**オペラント条件付け療法**または**行動変容法**ともよばれている．この方法は単一の技法ではなく，強化法（トークンエコノミー法），シェイピング法（行動形成法），弱化法（消去，タイムアウト，レスポンスコスト法，過剰修正法，嫌悪療法），自己コントロール法（自己監視法，セルフモニタリング法）などが含まれている．

・**強化法**：身辺処理スキルやコミュニケーションスキルを指導する際に用いられている．これは目標となる行動を強化（形成）していく方法であり，行動を動機付けるために報酬（ごほうび）を用いる．報酬の一種としてトークンというシールやポイントを用いて，これらと本来好まれるものを交換する方法を**トークンエコノミー法**という．主に，知的障害や発達障害のある人を対象とする．

・**シェイピング法**：着替え行動などの身辺処理技能を教える際に，簡単な技能の部分から最終目標（1人で着替えが出来る）までに段階を設定して徐々に1人でできる部分を増やしていく方法で，段階を上げる際には必要な援助をして（これをプロンプトという）少しでも1人でできた段階はほめ

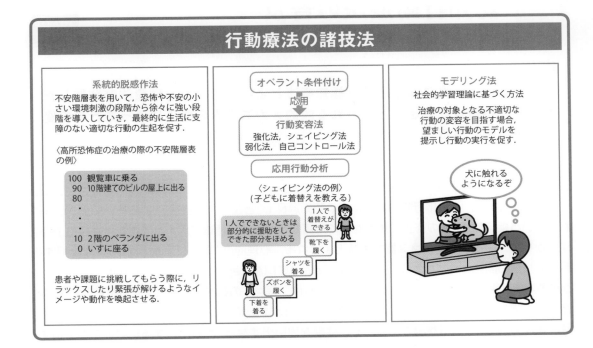

るなどで強化していく（図）．

・**弱化法**：減らしたい行動（問題行動など）に対して適用する方法である．たとえば，問題行動が生じたら，その行動を強化していた強化子を取り除く方法（消去），注目や声がけによって強化されている問題行動に対して，注目や声がけを撤去する方法（タイムアウト），問題行動をしたら得ていたトークンを取り除く方法（レスポンスコスト法），問題行動に対して過剰な運動や清掃等を課す方法（過剰修正法），問題行動に対して嫌悪的な刺激を提示する方法などがある．

・**自己コントロール法**：指導者によって教えられた行動やスキルを，対象者が1人で実行することを促す方法である．目標となる行動を実生活場面で実行した場合は，あらかじめ用意したチェック表などに自ら印を付けて（セルフモニタリング法），印の数に応じて自分で報酬を得る（自己強化法）．

　現在では，治療や支援の対象となる行動と，それらの行動が生じている周囲の環境との関連性を調べ（これを機能分析や行動分析という），その結果から効果的な技法を包括的に用いていくシステムやプログラムがある．このような考え方を**応用行動分析**という．

3 モデリング法

　これは，バンデューラ（Bandura）らの社会的学習理論に基づく方法である．治療や支援の対象となる不適切な行動（たとえば，動物に対する恐怖症状）の変容を目指した場合，"動物に触れることができる"といった望ましい行動を形成するために，望ましい行動のモデル（手本）を提示（示範）することで実際に望ましい行動の実行を促す．このような方法を**モデリング**という．モデルの提示は，その場での示範や，映像を視聴させる方法，イメージ（想像）の中でモデリングをする方法などがある．

（加藤哲文）

LECTURE 12-3 認知行動療法の普及

POINT

認知行動療法は従来行動療法や認知療法とよばれてきた心理療法が発展したもので，特徴は認知過程といわれる内的メカニズムの修正によって行動の変容を図る点である．

1 認知行動療法の考え方

　1970年代から，不適応行動の背景にある認知過程（たとえば，非合理的な思考や感性にとらわれるといった自動思考）の修正に焦点を当てた**認知行動療法**が急速に広まってきた．さらに1990年代からは，マインドフルネス認知療法とよばれる，心理的に"柔軟な注意の向け方"を重視する新たな技法も開発されている[※1]．また，最近ではACT（Acceptance and Commitment Therapy）の治療効果がわが国でも示されている．これは，個々人の私的出来事に関する思考，感情，記憶，身体感覚などを行動とみなして，その行動の機能を分析するものである．この場合の機能とは，嫌な体験（嫌な感情が出てくる，辛い体験を思い出すなど）から回避する結果のことを指す．たとえば，体験の回避については，それを減じる行動を促していく治療法である．

　認知行動療法の技法は，単一の症状に効果があるものからある程度汎用性のあるものまで，複数の技法の組み合わせで多様な方法が開発されている．

[※1] 第3世代の認知行動療法といわれ，"今・この瞬間"の現実に気づきを向け，それをあるがままに知覚して，それに対する思考や感情にはとらわれないでいる，心のもち方や存在のあり方を意味する[6]．

2 これまでの行動療法との違い

　行動療法は，条件付け理論などを理論的背景として，主として人間の外部の環境刺激の操作によって行動の変容を図るものである．

　それに対して認知行動療法は，外部の環境刺激が人間に入力されると，それに対する認知過程といわれる内的メカニズムが作用し，その結果として行動の変容が生じるとする考え方に基づいている．したがって，治療にはさまざまな技法を用いて不適切な認知の修正を図ることを重視する．

3 基本的な実施の方法

　認知行動療法ではさまざまな技法が開発されているが，治療や支援の基本的な手順は共通している．次に代表的な手順を紹介する．

①患者の主訴やニーズに対して行動アセスメントを実施し，治療の対象とする症状や行動，その背景となる不適切な認知の特徴を明らかにし，問題が生じて悪循環に陥っているメカニズムと治療の方針や方法について治療者と患者が共有する（動機付け面接を行いながら，ケース・フォーミュレーションを行う）．②治療の対象となる行動（標的となる行動）の選定．③不適切な認知の修正と，それに伴う行動の変容を促す治療の実施（認知再構成法，問題解決法の提示，アサーション訓練[※2]や社会的スキル訓練の実施など）．④患者にみずから行う対処行動を提案し，それを続けるための

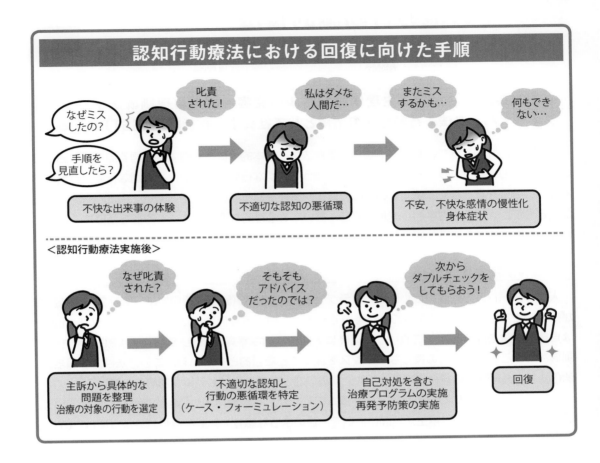

セルフモニタリングやホームワークへの動機付け，また効果を見定めるためのフィードバックの実施．⑤再発予防策の実施．

※2　主張訓練ともいわれ，対人関係スキルの改善を目的としている．

4 認知行動療法の諸技法

認知行動療法では，以上のような基本的な手順によって不適応行動の変容を図ることを目的としている．現在までに，うつ病，不安症，パニック障害，強迫症などの特定の疾患や症状に応じた技法が開発されてきた一方で，ある程度汎用性のある技法の開発も進んでいる．

たとえば，うつ病では，行動活性化療法，問題解決療法，マインドフルネス療法，ACT，不安症や恐怖症ではエクスポージャー法（曝露法），パニック障害では段階的エクスポージャー法や系統的脱感作法，強迫性障害では曝露反応妨害法が適用される．曝露反応妨害法では，症状（手洗いを止められないなど）の出現に対して，一定のルールで症状が発現しないように妨害する方法である．患者自身が自分の意思で反応をコントロールする方法や，他者に反応妨害を行ってもらう方法がある．

（加藤哲文）

LECTURE 12-4 その他の行動論的技法

POINT

心理的要因を活かして生理学的レベルの変容を図る自律訓練法やバイオフィードバック法，行動療法の応用として社会生活技能訓練（SST）がある．

これまで紹介してきた行動療法や認知行動療法は，基本的には行動の変容を図る点では共通している．技法も多様であり，さまざまな症状に伴う不適切な行動の変容や，不適切な行動の背景にある認知の特徴を把握して，認知そのものの修正や置換を図っていく方法もある．また心身医学の進展とともに，人間の生理学的レベルの変容においても心理的な要因が大きく影響を及ぼすことが明らかになった．このような知見をさまざまな身体疾患などの治療に活かしていく技法を紹介する．

1 自律訓練法

人間のストレスの軽減のためには，リラクセーション状態（緊張の緩和によって，ストレス反応が抑制できている状態）を保つことが重要である．このような目的のために，シュルツ（Schultz）は**自律訓練法**を開発した．これは，覚醒時に人間の快適な感覚体験（リラックス状態）を引き出す訓練を行うことで，心身の良好なバランスを保つことを目的としている．この方法は，呼吸器系，消化器系，循環器系の各種疾患の改善や，痛みのコントロールにも効果が認められている．

訓練は，"公式"といわれる訓練プログラムにしたがって感覚体験や心理的な体験を進めていく．最終的には患者自身が日常生活場面において，このような感覚や体験を得られるようにしていく．

2 バイオフィードバック

この技法は，患者自身が自らの意思で，自律神経下の生理反応（血圧，心拍，脳波など）をコントロールできるようになることで，心身の良好なバランスを保つことを目的としている．そのために，患者自身が自ら生理的反応の変化を自覚できるようにする．その際に各種電子機器を媒介として生理反応のコントロールの訓練を行う．たとえば，高血圧の患者に音やランプの光が出るような電子機器を装着してもらい，一定の高さの血圧になったらこの機器からのフィードバックが提示される．ここでリラクセーションなどを行い，患者自身が，血圧の低下がみられるかどうかのフィードバックを受ける，これを繰り返すことで，患者自身で血圧をコントロールすることが可能となる．理論的には，主としてオペラント条件付けの応用と考えられている．

3 社会生活技能訓練（Social Skills Training：SST）

社会生活において他者と良好な人間関係を保つために必要な技能（社会的技能）を学習理論などに基づいた訓練方法によって形成し，それを実際の生活場面へ波及させることを目的としている．

訓練の対象は，精神疾患や発達障害のある人のみならず，子どもや青少年，成人に至るまで広範囲に適用され，医療，教育，福祉などの分野で実施されている．実際の訓練には，各技能の必要性や行動の仕方に関する知識を学習し，各スキルのロールプレイ（役割を演じる実習），家庭などでの復習のためのホームワークなどが含まれている．これらの活動には，強化理論，モデリングや正

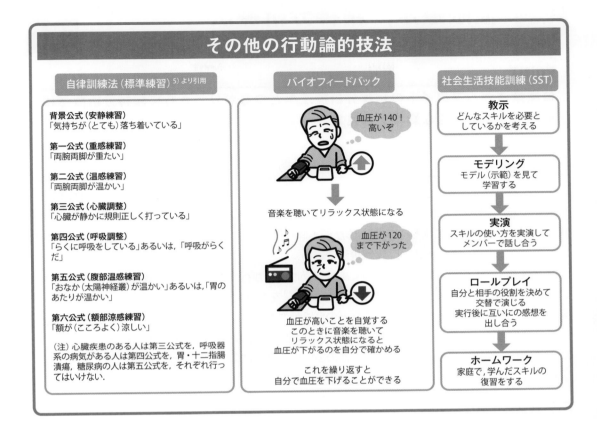

のフィードバックなどの行動療法の技法が盛り込まれている.

（加藤哲文）

コラム 脳卒中とうつ

　脳卒中に併発するうつ病は脳卒中患者の約18〜30％という報告がある[7]. しかしながら，臨床現場ではその見分けが難しい. うつ病の症状を，脳卒中の後遺症が覆い隠してしまうからである. 特に，右片麻痺・失語症がある男性患者などは，話さない，麻痺で動けない，左手も上手に使えないという症状がみられるため，リハ専門職はそこに注意が向かってしまい，うつ病の症状までに気が付きにくい. こちらからの問いかけにうなずいても，自己主張しないので非常に静かで，一見，物分かりがよい患者のように見受けられる.
　一方，失語症がない多くの構音障害の患者は，話せなくてもなんとか自分の意志を伝えようと，繰り返して努力をする. その姿を対比させると「失語症」と「意思を伝えようとしない」は，別物であると考える. いつまでたっても自分のことを伝えようとしない患者は，注視していく必要がある.

（鈴木由美）

LECTURE 13-1 催眠療法，精神分析療法

POINT

催眠療法からフロイトの精神分析療法へとつながり，さらに精神分析療法は心理学全体に大きな影響を与えた．

1 催眠療法

テレビで紹介されるような「催眠術」とは別物と思って読んでほしい．催眠療法は，18世紀後半，**メスメル**（Mesmer FA）によって始められた．催眠とは，人為的に引き起こされ，「理性的思考が緩み，想像の世界の中に入り，想像自体が現実味を帯びるような意識状態」[1] のことを指す．この状態を使って治療していくのが，**催眠療法**である．

催眠療法は，正しい知識をもち正しく訓練を受けた者が行えば，脳に悪影響が残ることはないといえる．しかし，正しく使わないとクライエント[※1]を過度に依存的にしてしまう，催眠状態から元の状態に戻す際に頭痛を生じさせるなどの危険性をもっているので，十分な注意が必要である．

メスメルによって始められた催眠療法は，次に述べる精神分析療法に大きな影響を与えた．また，イメージ療法や，自律訓練法など，他の多くの心理療法のもととなっていった．

※1 心理学では，対象者のことをクライエントとよぶことが多い．

2 精神分析療法

20世紀初め，**フロイト**（Freud S）によって始められた心理療法である．フロイトは，クライエントが普段の生活では意識していない**無意識**を重視した．そして，クライエントの話に対して，セラピスト[※2]が解釈を加えて，無意識を意識的に理解し受け入れるように促すことで症状の消失を目指す心理療法を行った．

また，フロイトは，精神分析療法に夢分析や自由連想法を導入した．**夢分析**とは，クライエントに夢を報告してもらい，セラピストが分析する方法である．**自由連想法**とは，セラピストはクライエントの視界に入らないように背後の椅子に座り，クライエントは寝椅子で横になり，頭に思い浮かんだことを自由にそのまま語るというものである（図）．自由連想法は，無意識を探る手段として使われたが，催眠状態ではなく**覚醒状態**で語らせるという点で画期的であった．

※2 心理学では，治療者のことをセラピストとよぶことが多い．

3 フロイト以降の精神分析療法

フロイトに対する批判や考え方の違いから，さまざまな精神分析の手法が生み出された．フロイトの娘である**アンナ・フロイト**は，フロイトが仮定した「心的装置[※3]」の中の自我に重点を置いた**自我心理学**の基礎を作った．また，子どもに対して遊びを通して心理療法を行う**遊戯療法**を始めた．

クライン（Klein M）も，アンナ・フロイトと同じく遊戯療法を始めたが，彼女とは手法の違いから激しい議論を展開した．クラインは，自我と対象との関係を重視した**対象関係論**の基礎を作っていった．その後，対象関係論は，ウィニコット（Winnicott DW）らによって発展していった．

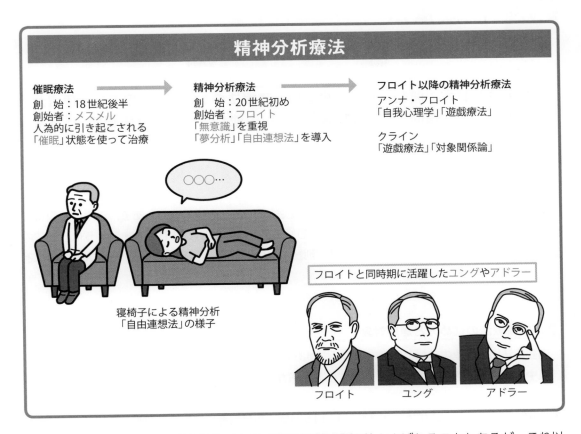

精神分析療法

催眠療法 →
創　始：18世紀後半
創始者：メスメル
人為的に引き起こされる
「催眠」状態を使って治療

精神分析療法 →
創　始：20世紀初め
創始者：フロイト
「無意識」を重視
「夢分析」「自由連想法」を導入

フロイト以降の精神分析療法
アンナ・フロイト
「自我心理学」「遊戯療法」

クライン
「遊戯療法」「対象関係論」

寝椅子による精神分析
「自由連想法」の様子

フロイトと同時期に活躍したユングやアドラー

フロイト　　ユング　　アドラー

　前述の理論は，「自我心理学派」「クライン派」「対象関係論派」とよばれることもあるが，これ以外にも，フロイトに最も批判的な立場をとる「新フロイト派」，フロイトの理論を忠実に守ろうとする「パリフロイト派」などがある．また，フロイトの精神分析とは理論が大きく違うため，狭義の精神分析療法には含まれないが，**分析心理学**をつくった**ユング**（Jung CG）もフロイトと同時期に活躍し，無意識に注目した人物としてよく比較される．

　ここでは，フロイト以降の精神分析の一部と，分析心理学を説明したが，フロイトは他にも影響を与えている．たとえば，最近有名になってきた**アドラー**（Adler A）も精神分析とは関係しないが，数年間はフロイトの共同研究者であった．フロイトの存在の大きさを感じていただけただろうか．

※3　心を「自我」「イド」「超自我」の3層構造からなるとしている．

コラム　介入技法の効果について

　クライエントの症状の種類によって特定の技法を用いるといった，決められた形があるわけではない．セラピストも1つだけではなく複数の技法を組み合わせて面接に臨むことが多い．また，心理療法の効果の割合として，技法よりもクライエントとセラピストの関係性（共感，受容，温かさなど）による部分が大きいとする論文や，これに反対する論文も出ている．以上のことから，CHAPTER13で紹介する各種の技法が，どの症状に有効であるかの記載は避けたい．

（志水貴紀）

LECTURE 13-2

内観療法

POINT

内観療法は日本で開発された数少ない心理療法の1つで，僧侶の吉本伊信が開発した．約1週間・1日15時間の「集中内観」と，1日1時間程度の「日常内観」がある．

1 内観療法の開発経緯と広がり

浄土真宗の僧侶，**吉本伊信**が開発した精神修養法※であり，心理療法でもある．吉本は，自身の体験をもとに，浄土真宗に伝わる「身調べ」から宗教色を取り除いて誰でもできるようにして，内観療法を作り上げた．その後，内観療法は，刑務所や少年院といった矯正施設でも導入されるなどして広がり，海外にも研修施設ができている．

※ 簡単にいうと，精神面を鍛え，人格の向上を図るもの．

2 内観療法の進め方と適用対象

内観療法には，集中内観と日常内観の2つがある．

集中内観は，内観研修所などで1週間（6泊7日か，7泊8日）の宿泊形式で行われる．テレビやスマートフォンといった日常的刺激を一切遮断し，幅1mほどの屏風などで仕切られた空間の中に楽な姿勢で座り，朝6時から夜9時まで1日15時間，自分自身について振り返っていく．

内観をする人が振り返る内容は，父母などの身近な人に対して，「世話になったこと」「して返したこと」「迷惑をかけたこと」の3つについてであり，これらを数年きざみで現在に至るまでなるべく具体的に思い出していく．そして，1～2時間ごとに訪れる面接者に対して，思い出した内容を3分程度で報告するということを繰り返す．面接者は報告された内容に対して意見はほとんど加えずに傾聴する．

日常内観は，集中内観の経験者が1日に1時間程度の内観を繰り返すことで，内観の効果を持続させるものである．内観療法の適用が対象となるのは，小学校高学年から高齢者までと幅は広いが，自己の振り返りに約1週間ずっと向き合い続けるだけの自我の強さと時間的な余裕が求められる．

3 内観療法の実例

作家の柳田邦男が実際に集中内観を受けたときの様子を右ページ下部に引用する[1]．

このように最初の2日程度は大したことは思い出せない，または家に帰りたいと思うなどして内観に集中できないが，そこを乗り越えると，重要なことを思い出して，内観が一気に進むようである．次頁の引用例のように，症状などには焦点を当てず，クライエントの固くなっている視点を転換させることで効果を出す手法である．

内観療法（集中内観）

場所：内観研修所など

期間：約1週間

時間：1日に15時間

内容：父母など身近な人に
「世話になったこと」
「して返したこと」
「迷惑をかけたこと」
を数年きざみで振り返る

面接：1～2時間ごとに訪れる面接者に
思い出した内容を3分程度で話す

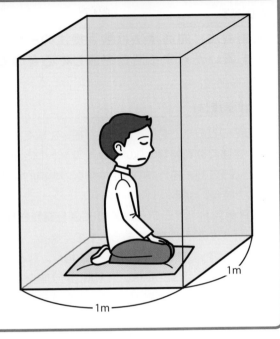

　はじめのうちは，母が台所の板の間でそば粉をこねて麺棒で薄くのばし，それを巻いて包丁で切っている風景とか，端午の節句にかしわ餅をつくっている風景ぐらいしか浮かんでこなかったのだが，もっと具体的な出来事がスポットライトをあてられたようなイメージで記憶の闇のなかから少しずつ姿を現わし始めたのだ．その一つに，小学校六年のときの出来事があった．修学旅行をめぐる出来事である．（中略）家の経済状態を思うと，私はとても修学旅行の費用を母に出してもらう気になれなかった．私は担任の先生に，修学旅行への不参加を申し出た．「理由は旅行が嫌いだからです」と，嘘をついた．家にお金がないからとは恥ずかしくていえなかったし，そんなことをいったら母が悲しんでどこかから借金してくるかもしれないと思ったので，先生にも母にも嘘を押し通そうと心に決めていた．（中略）級友たちが江ノ島・鎌倉に行っていた三日間，私は家で袋貼りの手伝いに専念した．《これで母に負担をかけないですんだんだ》と，何度も自分にいい聞かせた．母は黙っていた．そんな日々の情景が，瞑想する私の脳裏に，往年の白黒映画のシーンのように甦ってきたのである．（中略）そのうちに私はハッとなった．あのとき私は母に負担をかけさせないようにしようと思って修学旅行に行かなかったのだけれど，母の気持ちになってみれば，学年でただ一人，自分の息子だけが我を張って修学旅行をサボッているのは，借金をすることよりも，どんなにか悲しくつらいことだったに違いない．その気づきが胸にこみ上げてきたとき，私はあふれる涙をこらえることができなくなった．　　（柳田邦男：妻についた三つの大ウソ. pp114-116, 新潮社, 1993. より引用）

（志水貴紀）

LECTURE 13-3 絵画療法，箱庭療法

POINT

絵画療法，箱庭療法は芸術療法の一種で，絵を描いたり砂箱の中にミニチュアを置いたりする活動を通して心身の安定をはかる．

1 絵画療法

その名のとおり，クライエントが描いた絵をもとにして進めていく心理療法である．絵を使うことで，言葉では表現できないクライエントの内面や感情を理解することが可能になる．一言で絵画療法といっても，描き方の指定や解釈の理論的背景の違いなどによって，多くの技法がある．そのいくつかを紹介する．

・**HTPテスト**：バック (Buck J) により開発された方法で，家，木，人（男，女）をそれぞれ1枚ずつ，計4枚の紙に描いてもらうものである．描く前にセラピストが紙に枠を付ける，1枚の紙を3か所に区切ってそれぞれのパーツを描く，などの変法が考案されている．

・**バウムテスト**：コッホ (Koch K) により開発された方法で，鉛筆で実のなる木を1本描いてもらうものである．鉛筆で描いた後に，彩色するなどの変法が考案されている．

・**風景構成法**：中井久夫により開発された方法で，1枚の画用紙に，セラピストが枠を付けて「川，山，田，道，家，木，人，花，動物，石，足りないと思うもの」の順で計11種類のパーツを描いてもらい，クレヨンで彩色して完成となる．

・**なぐり描き（スクリブル）法**：ナウンバーグ (Naumburg M) により開発された方法で，一筆描きの線をなぐり描きしてもらう．セラピストは，その線が何かに見えてこないか尋ね，クライエントが見えたものを彩色し，完成となる．

・**スクィグル法**：ウィニコット (Winnicott DW) により開発された方法で，スクリブルではクライエントがなぐり描き，彩色までを1人で仕上げるのに対して，クライエイントとセラピストが交互に交替しながら完成させる．なぐり描きをする側，その線に何かを見て彩色する側が，交替するところに特徴がある．

いくつかを紹介したが，これ以外にも，交互なぐり描き法 (MSSM)，家族画法などがあるので，興味がある人は調べてみてほしい．

2 箱庭療法の歴史

箱庭療法は，ローエンフェルト (Lowenfeld M) の**世界技法**※をベースとしている．ローエンフェルトは床に人形を置いて遊ぶ「Floor Games」をヒントとし，発展させて1929年「The world technique」（世界技法）を完成させた．その後，世界技法はカルフ (Kalff DM) によって治療的側面に重点が置かれ「sandplay therapy」となった．

わが国には1965年，**河合隼雄**によって持ち込まれ**箱庭療法**と名づけられた．1987年には日本箱庭療法学会も創設されるなど，日本の箱庭療法は短期間で大きく発展した．

※ 世界技法は，診断的側面に重点が置かれていた．

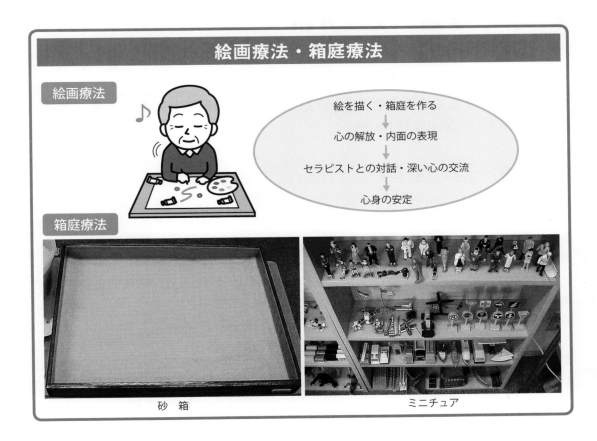

絵画療法・箱庭療法

絵画療法

絵を描く・箱庭を作る
↓
心の解放・内面の表現
↓
セラピストとの対話・深い心の交流
↓
心身の安定

箱庭療法

砂箱　　　　　　　　ミニチュア

---

③ 箱庭療法の実際

　箱庭療法には砂箱，砂，ミニチュアを用いる．砂箱は縦57cm，横72cm，高さ7cmの大きさで，箱の中には砂を一面に敷きつめる．箱の内側は青く塗ってあり，砂を掘ると水が出ているように見える．クライエントはこの箱の中に砂とミニチュアを用いた世界を作る．なおミニチュアには特に規定はなく，どんなものを用いてもよい．

　箱庭療法を行い，箱の中で繰り広げられる話をセラピストとともに体験することでクライエントは心を癒されていく．箱庭療法においてことばは必ずしも必要とされないが，箱庭療法を通した深い心の交流と，これを基盤とした心の表現があるとされている．

　箱庭療法の歴史で説明したように，日本の箱庭療法が短期間で発展してきたのは，日本人の特性とよく合っていたからであると思われる．たとえば盆栽や石庭などにもみられるように，決まった枠組みの中に風景を表現することは，日本人の特性に非常に合っている．箱庭療法は特にことばを使わなくても自分を表現できるため，言語表現を苦手とする日本人にとっては，子どもばかりでなく大人などの幅広い世代に有効なツールであると考えられる．

　先に紹介した絵画療法，箱庭療法ともに年齢に関する制限はないが，どちらも内的イメージを用いる手法であるため，統合失調症の急性期に用いることは禁忌とされている．

（志水貴紀）

LECTURE 13-4

心理劇, 交流分析

POINT

劇の形で表現して治療を行う「心理劇」と, 人との間で行われる交流を分析し治療を行う「交流分析」を学ぶ.

1 心理劇（サイコドラマ）とは

　モレノ（Moreno）によって開発されたドラマの形を用いた集団心理療法で, 葛藤場面などを他の人の協力を得ながら, その場の即興でクライエントに演じさせるものである. 役割分担, 二重自我などの独特の技法を使って心理劇を行うことで, 個人の自発性を刺激して創造性を引き出すことができるとされている.

　心理劇では, 「監督」「演者」「観客」「補助自我」「舞台」の5つが必要である. 補助自我とは助監督であり, 補助治療者としての役割をもつ者のことである. また, 観客は単に観ているのみではなく, 演者になることもある. 演者, 観客は入れ替わって劇を展開していく. 舞台は, バルコニー付きの3段舞台が望ましいとされているが, 難しい場合は, 舞台と観客席の位置だけは決めて行う. 心理劇の参加条件に制限はないが, 統合失調症の陽性症状が出現しているときに用いることは禁忌とされている.

2 交流分析とは

　交流分析とは, バーン（Berne E）によって開発された性格理論で, 人と人の間で行われている交流を分析し, これを治療に活かしていくものである. 交流分析では, 「構造分析」「交流パターン分析」「ゲーム分析」「脚本分析」の4つを行う.

　交流分析は精神分析と比べて, 理論や技法も比較的難しくないため幅広く使うことはできるが, 自分自身の内面を客観視できにくい人や, 内面の振り返りを求めていない人に対しては効果的ではないとされている.

3 交流分析で行う4つの分析

・**構造分析**：人の心の状態は, **P（親）, A（大人）, C（子ども）**の3つの自我状態のバランスで変わると考えていて, 「今・ここ」の時点での自我状態を把握する. 3つの自我状態のうち, Pは, CP（批判的な親）とNP（保護的な親）の2つの部分に, CはFC（自由な子ども）とAC（順応する子ども）の2つの部分に分けられるため, CP, NP, A, FC, ACの計5つのバランスを把握する. 把握の方法としては, いくつか開発されている質問紙を使い, 視覚的に3つの自我状態のバランスを表す**エゴグラム**とよばれる方法がよく用いられる.

・**交流パターン分析**：2人の間のコミュニケーションなどの交流の様子を, 図のようにP, A, C間の矢印を使って分析する. 交流は, 「相補的交流」「交差的交流」「裏面的交流」の3つに分類される. 相補的交流では, 矢印は平行しており, スムーズな交流が行われる. 交差的交流では, 矢印が交差しており, 意見の対立やけんかなどが生じる. 裏面的交流では, 表面上にみえる交流（図中で

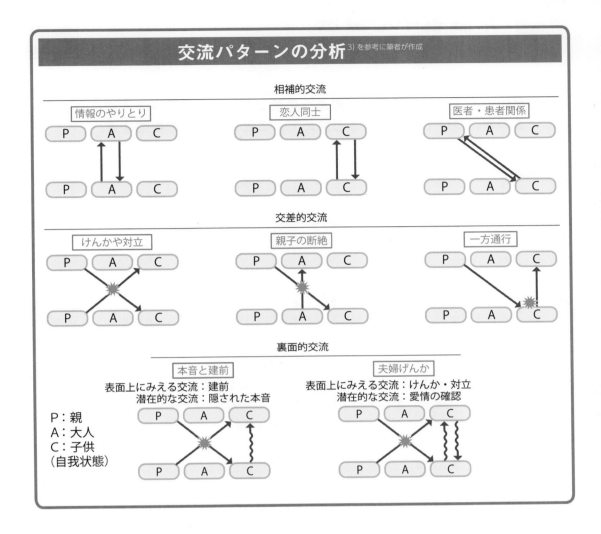

交流パターンの分析³⁾を参考に筆者が作成

は直線の矢印で表示）と，潜在的な交流（図中では波線の矢印で表示）の両方が同時に生じるものである．交流パターン分析によって，上手くいっていない交流を把握し，改善を目指していく．

・**ゲーム分析**：裏面的交流の中でも習慣化していて上手くいっていないケースを分析する．バーンは，ゲームとは「一定の周期性をもつ交流で，しばしば反復的であり，その奥に動機を秘めているもの」としていて，このゲームを約30のパターンに分けた．これを参考にして，自らが行っているゲームに気づき，止めるようにしていく．

・**脚本分析**：人が強迫的に従ってしまう人生の脚本の分析をして，これを「今・ここ」で書き換えて，人生を自分自身でコントロールできるようにしていく．脚本とは，「人生早期に親の影響のもとに発達し，現在も進行中のプログラムをいい，個人の人生の最も重要な場面で，どう行動すべきかを指図するもの」のことである．脚本から抜け出すための方法としては，脚本チェックリストを使う方法，再決断療法などがある．

（志水貴紀）

LECTURE
14 - 1

来談者中心療法

> **POINT**
> 来談者中心療法では，相手がどのように感じどのような生き方を選ぼうとしているのかについて理解しようと努めて，ことばや姿勢で表明する．

1 来談者中心療法とは

来談者中心療法（クライエント中心療法）は，1940年代に米国の臨床心理学者カール・ロジャース（Carl Rogers）が提唱した．当初は「非指示的療法」，近年では「パーソンセンタード・アプローチ」ともよばれている．日本には1940年代から紹介され，リハ専門職の基本的なかかわり方の1つと考えられている．

2 指示や評価よりも相手への理解を優先する

来談者中心療法では，リハ専門職は相手への助言や指示，採点をするような評価をできるだけ控える．たとえば，学校で粗暴行為をはたらいた高校生に面接をしたときにその学生が「たしかに俺は先生を殴りました．けれど理由があったんです」と話したとする．助言や指示や評価を行う場合には，「理由があっても殴っちゃダメですよね」と話すことになるであろう．反省を促す場合には，「相手はどう考えていると思いますか？」となる．ただ，この方法だと相手は「ああ，この人も俺を裁こうとするのか」といった防衛的な考え方になる可能性があり，かえって自己洞察が進みにくくなる．

そこで来談者中心療法では，その来談者がどのように感じているのか，どんな生き方を選ぼうとしているのかを理解しようとすることに努める．先ほどの例でことばにするなら，「なるほど，先生を殴ったんですね．ただ，理由があってしたことだともお感じなんですね」となりそうであるし，相手の表情や口調に真剣さや苦悩があればその真剣さや苦悩を踏まえた姿勢で聴くことになるであろう．

このように，来談者中心療法では，来談者の話をよく**傾聴**（けいちょう）すること，来談者自身がどのように感じてどのように生きつつあるかに注目して，来談者自身の発見や成長を助ける．療法士に必要なあり方として，意識と表現が一致していること（**自己一致**），来談者に肯定的な関心をもつこと（**肯定的配慮**），共感的に理解すること（**共感的理解**）が重要である．

3 来談者中心療法が効果を上げやすい対象や場面

治療の効果を統計的に整理した英国のデータベースであるコクランライブラリーでは，産後うつの女性に対する心理的介入で有効なものの1つとして来談者中心療法が紹介されている．また，不安障害やパニック障害をもつ人への心理療法としても一定の効果があるとされている．

来談者自身の洞察による発見を助ける手法なので，来談者自身が自分の発言や行動を照らし合わせる（照合）ことが鍵になる場合がある．

（安保寛明）

来談者中心療法を用いた応答の一場面と関係の深い技法

（脳梗塞によって麻痺が発生している患者にリハビリテーションを説明している場面）

はあ…ちょっとごめんなさい

どうかなさいましたか？

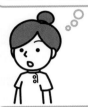

後ろ向きな気持ちがあるのはこの場面では仕方がないこと．この方が話したいことはどんなことだろう？（肯定的配慮）

私はね，病気らしい病気をしないのが取り柄だったんですよ．だから家族に対して胸を張っていられました．でも，これでその取り柄もなくなってしまいました．むしろ迷惑な存在になってしまう（心理的不適応）

なるほど，この方は家族内での自分のありようが変化することに対して苦悩があって，その考えが頭の中を占めている，というわけか（共感的理解）

なるほど，○○さんは，自分の取り柄を失った気がしていて，家族のなかでの自分のありようにも変化がでそうだと，お悩みになっているわけですね（自己一致）

そうなんです…．聞いてくれてちょっと楽になりました．リハビリの説明の続き，お願いします

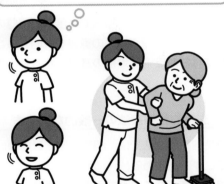

楽になってよかったです．では，先ほどの続きですが…

コラム　臨床実習に臨む学生の心理

　臨床実習前の学生は，容易に不安な状況に陥る．それは今も昔も変わっていない．「パワーハラスメント」などという言葉がなかった時代は，"もどき"が堂々と行われていた．かくいう筆者も臨床実習の指導者から「お昼ご飯をごちそうする」と本場のインドカレー屋に連れて行かれ，激辛カレー大盛りを（勝手に）注文されて「全部食べなきゃ落とす」と言われた．そして，一口食べてその辛さに絶望した．

　学生にとって臨床実習は，逃げ場のない袋小路である．逃げ場がないのに，自らを必要以上に追い詰める．激辛カレーを完食したかどうかで実習成績が決まるなど，冷静に考えればあり得ないことだ．しかし，その判断すらできなくなっていた．あの後，頑張って完食した別の実習生はお腹を壊して涙し，食べられなかった筆者は絶望して涙した．

　今日のカリキュラムでは，学生の負担がずいぶん軽減した．そして，臨床実習指導者は，学生心理に十分配慮した指導を行うようになった．しかしながら，筆者が体験したあのときの心理状態に，現在の学生も簡単に追い込まれる可能性がある．学生は自分のメンタルヘルスをコントロールする技術を身に付ける必要がある．

（鈴木由美）

LECTURE 14-2 支持的精神療法

POINT

支持的精神療法では，相手（クライエント）が抱いている不安や緊張の存在に理解を示し，それらの苦しみが小さくなるように働きかける．

1 支持的精神療法とは

苦労や困難の経験があると，人は緊張や不安をもちやすくなる．そこで，支持的精神療法では，このような苦しみや不安に対して**共感**と**理解**を示す．不安や緊張は多くの場合，孤独感を同時にもたらすので，共感と理解を示すことで孤独感を緩和する．

また，リハ専門職としてかかわる場合には，自分が提供できること（作業療法士であれば作業療法やその環境，臨床心理師であればカウンセリングなどの心理療法）がその苦労の経験からやってくる苦痛を和らげるのに役立つことを説明すると，緊張や不安が小さくなることであろう．

つまり，支持的精神療法では苦労や困難の経験をもつその人自身の経緯や感情に思いをはせて理解を示すが，治療やリハの意義を説明することも，その人自身の負担や不安を軽減する．**支持的精神療法はリハを含む治療の基盤となる**もので，患者と療法士の関係を築くうえで不可欠なものである．

2 支持的精神療法の一般的な進め方

支持的精神療法では，相手の話に耳を傾けて安心を与えることを重視していて，以下のことを行うことが基盤である．

・**相手の話を聴く**：クライエントの苦労や困難を聴いていくと何が苦労だったのか，何に自信をもてなくなっているのかがわかる．たとえば，病気や障害を抱えて家庭内で立場がないと感じている人は，立場がないと感じることで苦悩が生まれることであろう．

・**苦悩に共感的理解を示す**：病気や障害によって苦悩が生まれていることに注目し，病気や障害というよりもそのことによって生まれる苦悩に共感や理解を示す．たとえば先ほどの例であれば，家庭内で立場がないと感じることで生まれる苦悩に対して理解や共感を示す．

・**自信をもてるようにする**：クライエントが現在置かれている境遇や考えていること，受診やリハを行う選択をしたことに共感と理解を示し，相手が感じたことや考えたこと，選択したことに自信がもてるようにする．

・**心配を減らせることを保証する**：療法士としてかかわる場合には，リハによって得られる治療的意義を紹介することができる．また，心配していることが検査や測定によって確認できる場合には，検査や測定で心配を減らすこともできる．

支持的精神療法を用いた面接の一例

 私，じつは…○○なことが気になっていて，でもそんなことで病院のお世話になるなんて，なんだか申し訳なくて

○○が気になっているんですね．気になりながらも申し訳ないと思うと，気になっていることを話しにくかったでしょう（申し訳なさへの共感的理解）

 そうなんです．私，何かのために人の力を借りるってしたことがなくて…．でも，私の話を聞いてくださって正直嬉しいです

そうでしたか．初めてのご経験で，よくこの病院を受診しようとお考えくださいましたね．私たちは，医療チームの一員としてあなたのリハビリテーションを構築します．あなたが気にされている○○が軽減するように最善を尽くします（心配を減らせることの保証）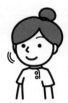

 そうですか．ほっとしました．これからよろしくお願いします

③ 支持できる点に注目する

　もしも，患者が支持しにくい考えや様子である場合には，支持できる点をみつけることが有効である．

　たとえば，「本当はこんなリハはやりたくないんだ．家族に言われたから来ただけだ」と話している人がいたとする．この場合は，リハをやりたくないという気持ちではなく，家族の意向を尊重した点を支持する．たとえばこの場面では「なるほど，自分としてはリハには後ろ向きな気持ちもあるけれど，家族の考えを尊重して続けて（来院して）いらっしゃるのですね」と伝える．

　このように，治療やリハに後ろ向きな発言がある場合には，それでも治療やリハをすると決めた理由をみつけて共感と理解を示す．また，対象者が治療やリハに後ろ向きな場合には，人生において重視している価値が他に存在する．たとえば，家族との関係や立場，自由な時間，経済的側面などである．この場合は，価値を両立するように共感することや，それまでの価値を失うことへの心配に理解を示すことが有効である．これらのことで，患者との関係性が改善する可能性が高まる．

（安保寛明）

LECTURE
14-3

集団精神療法

POINT

集団精神療法は，複数の人が心の問題や困難を話し合い，困難を乗り越える方法や技能の習得を目指すもので，孤独の緩和や共感の意義もある．

1 集団精神療法とは

　集団精神療法では，複数の患者が集まってそれぞれの抱える心の問題を話し合ったり，解決に向けた工夫を考えたりする．集団の中で自分の問題を語ったり，あるいは他の人の問題を聴いて，それに対して感じたことを発言する中で自分の感じ方や**反応の仕方を知る**ことができる．

　同じ悩みを共有することによって，**孤独感を緩和**することができるのも集団精神療法の効果の1つである．

2 集団精神療法の特徴

　対人交流や集団のもつ力によって，参加メンバーそれぞれの考えや行動の改善が図られる．集団精神療法では対人関係の苦労や困難が話題になることが多く，過去の対人関係の問題よりも集団のその場で (here and now) 起こっていることに注目が集まる．

　集団精神療法の中には，集団精神分析療法や集団カウンセリングといった方法の他に，**社会生活技能訓練（SST）**，**心理劇**，**芸術療法**，**ダンスセラピー**，**音楽療法**などもあり，集団精神療法として活用される．アルコールや薬物依存の経験をもつ人々の**自助グループ**で行われるミーティングにも集団精神療法の要素が多く含まれている．

　スポーツや農業などの場と目標の共有を行う集団活動や就労支援事業所などで行う集団での就労は，必ずしも心の問題を直接扱うわけではないが，孤独感の緩和や希望の獲得などの集団精神療法と共通の効果をもつ面が多くある．

3 集団精神療法のもつ意味

　アメリカの精神科医である**ヤーロム（Yalom）**は，集団精神療法の効果を11種類に整理している．集団がもつ治療的効果として，覚えておくとよい．

・**希望をもたらす**：人との出会いや周囲の人の発言から，今後に向けて希望がもてる場合がある．集団内のメンバーが回復や成長をすることで，それを自分自身にも希望があると感じることがある．

・**普遍的体験**：いろいろな人間と接することで「自分だけではない」という安心感につながる．たとえば，家族に対して複雑な思いを抱えている人がその葛藤を話したときに，誰かが「私もそういう葛藤を抱く」と話すとお互いに安心感をもつことができる．

・**受容される体験**：自分が他人に受け入れられる体験から，安心や癒し，自分自身の受け入れにつながる．

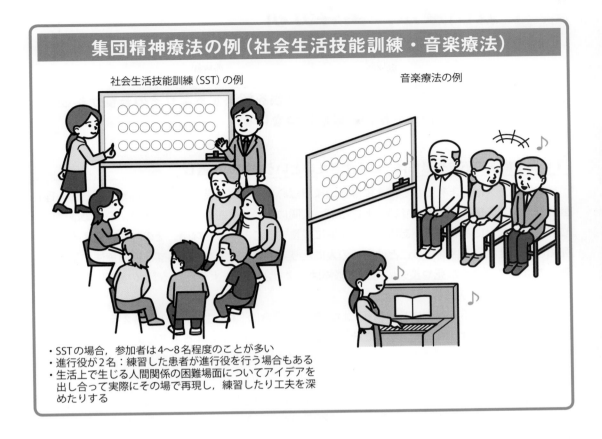

集団精神療法の例 (社会生活技能訓練・音楽療法)

社会生活技能訓練 (SST) の例

音楽療法の例

・SSTの場合, 参加者は4〜8名程度のことが多い
・進行役が2名：練習した患者が進行役を行う場合もある
・生活上で生じる人間関係の困難場面についてアイデアを
　出し合って実際にその場で再現し, 練習したり工夫を深
　めたりする

・**愛他的体験**：誰かの役に立ち, 誰かに喜ばれることで,「自分は必要な人間なんだ」と自尊心の回復につながっていく.

・**情報の伝達**：生活を営む方法や, 病気のことなど, 多くの人から役に立つ情報を得ることで, 将来の生活に向けた引き出しが増えていく.

・**現実検討**：他の人の話を聞いたり行動を見たりすることで, 自分自身の現状 (自己確認・自己評価) が理解しやすくなる.

・**模倣と学習**：他の人のアイデアや行動を自分に取り入れて学ぶ.

・**カタルシス**：強く深い感情を誰かに受け入れられることで, 心の調和につながる.

・**相互作用と凝集性**：心にゆとりが生まれ, お互いを自然に助け合うなど, 一方的ではない人間関係を獲得する.

・**共有体験**：誰かと一緒に物事に取り組むことで, 親密感が生まれたり孤独感が緩和したりする.

・**実存的体験**：出会いと別れ, 病気, 苦しみなど, 避けられない現実を体験することで, あるがままを受け入れる.

(安保寛明)

LECTURE 14-4 森田療法，実存分析

POINT

森田療法や実存分析では，困りごとや苦悩を解決するよりその苦悩が存在することを認めて，行動や精神的成熟につなげる．

1 森田療法：不安や恐怖は，よく生きたいという欲求の裏返し

一般的に，人は生まれてから成人になる頃までは心身ともに成長し，成人になってからも心理社会的な意味での成長が続きやすい．ところが，人間には必ず生命の終わりがあり，心身の成長に関しても老化などによる衰えがあるので，永遠に成長することはできない．そのため，衰えることや死ぬこと，社会的関係を失うことは多くの人にとって不安や恐怖をもたらす．森田療法の基本的な考えでは，このような死や喪失に対する恐怖は，よりよく生きようとする「生の欲望」によって生まれるもの，と考える．

つまり，恐怖や不安が生まれる背景には，多くの場合は「よく生きたい」と考える自分に対する期待や欲求があるはずなので，そのことに対して「あるがまま」になるように働きかける．ここでいう「あるがまま」とは何もしないという意味ではない．死の恐怖や不安が「ある」ことを「そのまま（あるがまま）」認める．

怖さや不安があるものだと思えば，怖さや不安をもつ自分を嫌悪したり不安のもとと闘ったりする必然性は少なくなる．そのことで，怖さや不安の裏側にある生きる欲求に気づいて積極的に行動できるように働きかける．

2 実存分析：そこに意味はあると感じる

一般的に，人は成長や変化に喜びや悲しみなどの感情をもつ．ところが，喜ぶべき変化がなかったり，前向きな変化が生まれなかったりすると，人生に希望や意味が見出せないと感じるかもしれない．

実存分析の背景には**実存主義**という考え方がある．実存主義では，意味が見出せないと嘆くことを脇に置く．嘆くことよりも，自分自身の意志や感覚に関係する以下の3つに注目していく．

①**意志の自由**：自分を含めて，人はさまざまな環境や条件をもちながらも自分の意志で態度を決めている．また，その自由がある．

②**意味への意志**：人間は生きる意味を求めるものである．

③**人生の意味**：それぞれの人間の人生には固有の意味がある．

自分に起きている困難や苦悩にも，何らかの意味合いがあるかもしれないし，そのときは意味を感じられなくてもその後の人生で意味が見えてくるかもしれない．後の人生において意味が生まれるという点では困難や苦悩からも学ぶことがあるともいえるので，実存分析では精神的な成熟がもたらされる場合がある．

森田療法や実存分析を用いた苦悩との向き合いの例

△△を毎日頑張っているんですけれど，限界がきてしまうんです．また限界がきて倒れたらと思うと，毎日怖いです．そんなことを怖いと思っている自分が，よくわからなくて悩みます．悩まなくて済む人がうらやましいです

聞いた話なのですが，悩みがあるのは生きることに前向きだからかもしれません．もしかしたら，悩みはあるのが普通で悩んでこそ人生なのかもしれませんよ．ところで，怖いと思っているのは，限界が来て倒れたら何が起きると予想しているんですか？

家族に迷惑をかけて見放されることです…

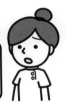

家族に見放されたらと思うと，たしかに怖いと思われるかもしれませんね．ところで，「家族に見放される」ということは，あなたが倒れたときに起こりそうですか？

えっと…あ，起こらないような気がします

怖いことだけど起こらなさそうなことでもあるわけですね

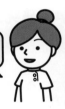
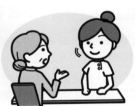

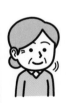

はい…

3 森田療法や実存分析を相談に活かす

　森田療法や実存分析では，困りごとや苦悩について症状が起こらないようにすればよいというのではなく，その人の心の成長を促すという特徴がある．苦悩する自分自身と距離をとる，感謝や信頼を思い出す，望みを捨てない，前向き思考やユーモアなどが関係する．

　保健医療従事者は，とかく，困りごとや苦悩を問題と捉えてその問題を解決するという考えに至る場合がある．困りごとや苦悩の存在を認めるという考え方は，人生を味わい深いものにする考え方であり，リハ専門職にとっても有益な考え方といえる．

（安保寛明）

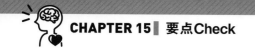

★★：国家試験で問われやすい項目
★：各LECTUREで要点となる項目

LECTURE 2-1　心理学の誕生と発展 (P18)

★★ 精神分析学を創始した人物 (1886年，オーストリア)	ジークムント・フロイト (Sigmund Freud)
ヴントにより広まった「こころの構成要素を明らかにする」という考え方	構成主義 (structalism)
ジョン・ワトソン (John H.Watson) による「心理学では外部から観察可能な行動のみを研究するべきだ」という考え方 (1913年，アメリカ)	行動主義 (behaviorism)

LECTURE 2-2　心理学の目的と「こころの可視化」(P20)

★ 一定の刺激に対して即座に，1つの決まった反応をさせ，そのときにかかる簡単な反応時間	単純反応時間
★ 2つ以上の刺激に対し，いずれかに選択的に反応するときの反応時間	選択反応時間
自分以外の人間が増え，責任が分散されることで自発的な行動が起きにくくなる効果	傍観者効果 (bystander effect)

LECTURE 2-3　心理学の研究方法 (P22)

★ 行動の原因となる条件を変化させ，その変化に応じた行動の量を調べる方法	実験法
★ 集団や社会における人間のこころと行動の関係を多くの質問によって明らかにする方法	質問紙法

	利点	欠点
実験法	従属変数の差から因果関係がわかる	人工的な場面であるので現実場面との乖離がある
質問紙法	大人数のデータ収集ができる	自己評価での回答になるため回答の歪みが生じやすい
観察法	乳幼児にも適用できる	観察者の主観が含まれやすい
面接法	直接会うので詳細なデータの収集ができる	面接者が回答を誘導する可能性がある

LECTURE 2-4　心理学の応用 (P24)

知覚・認知心理学の応用領域として研究される，人間が起こす間違いの総称 (薬品の取り間違えや交通事故)	ヒューマン・エラー (human error)
人為災害や自然災害の危機的状況下での不測の出来事によりみられる心身反応に関する心理学	災害心理学
マーティン・セリグマン (Martin E.P.Seligman) が創始した，地域や個人のポジティブな特性の形成に関する心理学	ポジティブ心理学

LECTURE 3-1 **感 覚** (P26)	
受け取ることができる最低の刺激の強さ	刺激閾
受け取ることができる最大の刺激の強さ	刺激頂
認識することが可能な最小の刺激差	弁別閾
★ ウェーバー (Weber) が行った弁別閾を調べる実験	触二点弁別 (二点識別)

LECTURE 3-2 **知 覚** (P28)	
★ 刺激を受け取って生じる簡単な過程	感覚
★ 感覚受容器で受け取った情報に修正を加えて, ほぼ同じように認識できること	(知覚の) 恒常性
(知覚の) 恒常性がみられるもの	大きさ, 形, 明るさ, 色 速度, 音の大きさ, 重さ

LECTURE 3-3 **注 意** (P30)	
★★ 注意を構成する要素は以下の3つである	
①多くの情報の中から取捨選択し特定の1つに注意を向ける	選択的注意
②複数の対象に同時に注意を向ける	分割的注意
③一定時間, 重要なものに注意を向け続ける	持続的注意・ビジランス
★★ たくさんの情報 (他人の会話や音楽) の中から, 特定の情報だけに注意を向けられる現象	カクテルパーティー現象 (選択的注意)
★★ 注意障害の検査法 (2つ)	注意機能スクリーニング検査 (D-CAT) 標準注意検査法 (CAT)

LECTURE 3-4 **認 知** (P32)	
感覚, 知覚, 注意, 記憶, 思考, 判断など, 人の知ることに関して, すべてを含む総称	認知
ノーマン (Norman) によって提唱された情報処理の仕組みを表す言葉	トップダウン処理 (概念駆動処理) とボトムアップ処理 (データ駆動処理)
★ 入ってきた情報を, すでにもっている知識や記憶に当てはめて処理する仕組み	トップダウン処理 (概念駆動処理)
★ 初めて見たものを, さまざまな情報 (色, 形, 大きさなど) を組み合わせて分析したうえで, 「～である」と特定する仕組み	ボトムアップ処理 (データ駆動処理)

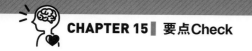

LECTURE 4-1 **情動の諸側面と理論** (P34)

末梢神経系における生理的な変化を認知した後に情動が生じる（泣くから悲しい）という考え方（1884年）	ジェームズ・ランゲ説（James-Lange theory）
情動は中枢神経において生じ，同時に末梢神経系に信号が伝わることで生理的変化が生じるという考え方	キャノン・バード説（Cannon-Bard theory）
★ シャクター（Schachter）とシンガー（Singer）が唱えた，情動には生理的変化だけではなく生理的変化に対する認知的な評価が重要であるという考え方（1962年）	情動二要因説（two-factor-theory）

LECTURE 4-2 **動機付け** (P36)

★ アブラハム・マズローによる人間の欲求を5つに分けた考え方	欲求階層説

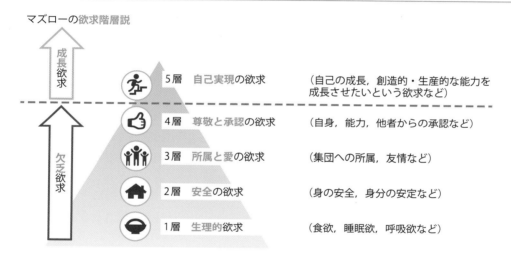

マズローの欲求階層説

成長欲求

欠乏欲求

5層	自己実現の欲求	（自己の成長，創造的・生産的な能力を成長させたいという欲求など）
4層	尊敬と承認の欲求	（自身，能力，他者からの承認など）
3層	所属と愛の欲求	（集団への所属，友情など）
2層	安全の欲求	（身の安全，身分の安定など）
1層	生理的欲求	（食欲，睡眠欲，呼吸欲など）

LECTURE 4-3 **パーソナリティ** (P38)

★★ パーソナリティをいくつかのタイプに分類しラベル付けすることでその理解を容易にしようとする考え方	類型論
複数の因子からパーソナリティの特性を理解する理論	特性論
★★ ビッグファイブ理論における主要5因子	神経症傾向，外向性，開放性，協調性，勤勉性（誠実性）

LECTURE 4-4 **社会の中での行動** (P40)

★ 周囲に他者が存在することにより行動が抑制されること	傍観者効果

LECTURE 5-1 **記憶の仕組み** (P42)

★★ 記憶の3過程とは	記銘 (符号化)，保持 (貯蔵)，想起 (検索)
★★ 数秒〜数分程度保持される記憶	短期記憶
★★ 数分〜数年の間保持される記憶	長期記憶
記憶の貯蔵庫として提案されたモデル	記憶の2貯蔵庫モデル
★★ 入力された情報を効率よく維持するために	
短期記憶で行うこと	注意やリハーサル
長期記憶で行うこと	体制化や精緻化

LECTURE 5-2 **記憶の分類と変容** (P44)

★★ 意識することが可能な記憶 (エピソード記憶と意味記憶)	宣言記憶
★★ 意識を伴わない記憶(運動学習，技能学習，プライミングなど)	非宣言記憶 (手続き記憶)

LECTURE 5-3 **学習 (レスポンデント条件付け)** (P46)

動物や人間において生まれつき生体に備わった行動	生得的行動
生後に経験したことに基づいて習得された行動や変化した行動	習得的行動
新生児の把握反射のような生得的かつ反射的な反応	無条件反応 (レスポンデント反応)
★★ 本来は無条件反応を生じさせない中性刺激によって無条件反応と同じ反応が生じるようになること	古典的条件付け (レスポンデント条件付け)
★ イヌを対象に唾液分泌に関する研究を行った人物	パブロフ (Pavlov)

LECTURE 5-4 **学習 (オペラント条件付け)** (P48)

★ 特定の刺激によって誘発されない，環境に対して自発する行動	オペラント行動
オペラント行動の結果として生じる事象	結果事象
★ オペラント行動の頻度が変化する刺激事象	強化子 (強化刺激)
刺激が呈示されることにより，オペラント行動の頻度が増加する場合の強化子	正の強化子 (正の強化刺激)
刺激が除去されることにより，オペラント行動の頻度が増加する場合の強化子	負の強化子 (負の強化刺激)

LECTURE 6-1　言語の仕組み (P50)

母国語と異国語を聞き分けられる乳幼児期にみられる特有の能力	弁別能力
★ 咽頭・口腔など構音器官の形を変え共鳴の仕方を変えることで多種のことばの音声を作りあげること	構音発達
対象（指示物）を表象してその表象をことばなどで代表する力	象徴機能

LECTURE 6-2　言語の障害 (P52)

★ 肺から吐き出される空気の流れが声門を通って声帯を振動させる過程にトラブルが生じる障害	発声障害
★ 発音に問題がみられる障害	構音障害
★ 発話のリズムと流暢性に問題がある障害	吃音

LECTURE 6-3　概念の仕組み (P54)

物事に共通する性質を抽象化し整理することによって作られる内的表象	概念
辞書の定義のように，ある物事をカテゴリー化する際の必要十分条件となり得る特性：「祖父」であれば「両親の父親」	定義的特性
ある概念が典型的にもつ特性：「祖父」であれば「歳をとっている」	特徴的特性
本質的な概念的区別に関する知識によって整理され，年齢とともに精緻化されるもの	理論的概念
★★ 幼児期から発達する，無生物と生物に関する概念	素朴概念（素朴理論）

LECTURE 6-4　思考と推理 (P56)

★ 問題解決に向けて必要な手段をすべて実施し確実に解決にたどりつく解決方略	アルゴリズム
経験に基づき問題を解決する可能性の高い方法を選択し実行する解決方略	ヒューリスティック
独創的な発明，問題解決，統合を行う認知的活動	創造的思考
新しい状況に対処するために既知の事象に当てはめて推論する思考方法	アナロジー（類推）
いくつかの個別の事例から共通点を抜き出し一般的な命題を導き出すこと	帰納的推理
一般的原理から理論的な形式に基づき個別の情報を導き出すこと	演繹的推理

発達の理論 (P58)

★★ 受精してから死に至るまでの心身の変化の過程	発達
比較的大きな変化や質的な変化に着目して区分された発達の段階	発達段階
★ 知的発達の側面に着目したピアジェ (Piaget) が区別した4つの発達段階	感覚運動期，前操作期，具体的操作期，形式的操作期
★★ フロイトによる発達理論の5つの段階	口唇期，肛門期，男根期，潜伏期，性器期

エリクソン (Erikson) の発達段階 (P60)

エリクソン (Erikson) が提唱したライフサイクルの視点からみたパーソナリティの発達の理論	心理社会的発達理論

★★ 〈エリクソンの発達段階〉

死

段階	危機（発達課題）		活力（徳）
VIII 高齢期	自己統合	絶望	英知
VII 成人期	世代性	停滞	世話
VI 初期成人期	親密性	孤独	愛
V 青年期	同一性	同一性の拡散	忠誠
IV 学齢期（思春期）	勤勉性	劣等感	有能感
III 幼児後期（遊戯期）	自発性	罪悪感	決意
II 幼児前期	自律性	恥・疑惑	意志
I 乳児期	基本的信頼	不信	希望

誕生

胎児期・幼児期・児童期の発達 (P62)

運動発達で，行動のほとんどが原始反射の時期	新生児期
物の永続性の理解や随伴性の理解が発達する時期	乳幼児期
表象が発達し，「今・ここ」にないものをイメージできる時期	幼児期
理論的思考が可能になり，保存の概念を獲得したりメタ認知が発達したりする時期	児童期
★★ 児童期において，相手の内面や周囲の状況がわかるようになること	社会的認知

青年期・成人期・老年期 (P64)

★ キャッテル (Cattell) が唱えホーン (Horn) が拡張した理論	流動性-結晶性理論
★★ 課題を速く正確に解く能力と関係し，経験や文化の影響を比較的受けにくい知能	流動性知能
★★ 判断力，語彙，社会的な能力で，経験や文化の影響を受けやすい知能	結晶性知能

LECTURE 8-1 臨床心理学の構造と使命および倫理 (P66)

★ 臨床心理学の基本モデル

科学者-実践者モデル (scientist-practitioner model)

★★ 「説明を受け納得したうえでの同意」という意味

インフォームドコンセント

LECTURE 8-2 臨床心理学の歴史 (P68)

<table>
<tr><th>重要事項</th><th>研究者</th></tr>
<tr><td>実験心理学</td><td>ヴント (Wundt)</td></tr>
<tr><td>差異 (個人差) 心理学</td><td>ガルトン (Galton)</td></tr>
<tr><td>心理測定学</td><td>ビネー (Binet)
キャッテル (Cattel)</td></tr>
<tr><td>精神分析</td><td>フロイト (Freud)</td></tr>
<tr><td>心理クリニック開設</td><td>ウィットマー (Witmer)</td></tr>
<tr><td>行動主義</td><td>パブロフ (Pavlov)
ワトソン (Watson)</td></tr>
</table>

★★

<table>
<tr><th>重要事項</th><th>研究者</th></tr>
<tr><td>森田療法</td><td>森田正馬</td></tr>
<tr><td>学習心理学</td><td>スキナー (Skinner)</td></tr>
<tr><td>クライエント中心療法</td><td>ロジャース (Rogers)</td></tr>
<tr><td>内観療法</td><td>吉本伊信</td></tr>
<tr><td>認知心理学</td><td>ナイサー (Neisser)</td></tr>
<tr><td>DSM (精神障害の診断・統計マニュアル)</td><td>アメリカ精神医学会</td></tr>
<tr><td>認知療法／認知行動療法</td><td>ベック (Beck)</td></tr>
</table>

LECTURE 8-3 臨床心理学の職域と社会的連携 (P70)

精神科医療・保健の分野において臨床心理学的支援が行われるところ	精神科病棟や精神科急性期治療病棟などの入院病棟と，精神外科外来，精神科デイケアなど
小児科医療・母子保健の分野で支援の対象となる人	発達障害児とその保護者，周産期から乳幼児期の子と母
産業の職域において行われる臨床心理学的支援の内容と実施される場所	職場復帰援助や心理援助活動が，民間の相談室や障害者職業センターなどで行われる

LECTURE 8-4 臨床心理学と公認心理師 (P72)

★ 以下の行為を行うことを業とする者

公認心理師

1. 心理に関する支援を要する者の心理状態の観察，その結果の分析
2. 心理に関する支援を要する者に対する，その心理に関する相談及び助言，指導その他の援助
3. 心理に関する支援を要する者の関係者に対する相談及び助言，指導その他の援助
4. 心の健康に関する知識の普及を図るための教育及び情報の提供

LECTURE 9-1 **防御機制とは** (P74)

★★ フロイト (Freud) により名付けられた，自分の精神状態のうち自分で　　無意識 (潜在意識)
も気づかない部分のこと

★★ 防御機制の種類について

①経験や感覚を無視する	隔離 (経験を無視する) 否認・抑圧 (知覚を無視する)
②別の行動や理解に変化させる	昇華 (否定されにくい行動に置き換える) 知性化・合理化 (否定されにくい理解に置き換える) 置き換え・代償 (他人や物にあたる)
③主体や結論を逆転させる	反動形成 (行動を逆転させる) 投影 (主体を逆転させる) 打ち消し (結論を逆転させる)
④他者や過去の自分を取り入れる	取り入れ・同一視 (人の一部を取り入れる) 退行 (過去の自分を取り入れる)

LECTURE 9-2 **臨床心理支援のキー概念**—共感・傾聴・ラポール・カタルシス—(P76)

★★ 表面的な行動や感情には浮かんでいない考えや感情を理解しようと　　傾聴
して耳を傾けて相手の話や様子を伺うこと

★★ 表面的な感情の背景にある感性や価値観に対する理解を示して共に　　共感
ある (その場に存在する) という姿勢を示すこと

LECTURE 9-3 **臨床心理支援のキー概念**—転移と逆転移—(P78)

★★ 影響が大きかった他者への感情が目の前のリハ専門職の人に移ること　　転移

転移のうち，愛情として表現されるもの　　正の転移

転移のうち，攻撃的に表現されるもの　　負の転移

★★ リハ専門職が対象者に対して過去の人物への印象や感情を重ね合わ　　逆転移
せて向けてしまうこと

LECTURE 9-4 **障害受容の過程** (P80)

★ 障害を受け入れるまでのいくつかの心理過程の段階　　障害受容の過程

★★ 障害受容の過程 (5段階)　　ショック期→否認 (否定)
期→混乱期→葛藤 (努力)
期→適応 (受容) 期

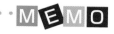

LECTURE 10-1 ## 心理アセスメントの目的とは (P82)

倫理的な面から心理アセスメントに求められるもの	検査結果や報告書などの守秘・保守
★ 検査の目的や方法を説明し，被検者の自己決定を尊重したうえで同意を得ること	インフォームドコンセント

LECTURE 10-2 ## 心理アセスメントの方法とデータの収集方法 (P84)

★★ 心理アセスメントの主要な方法 (3つ)	面接法，行動観察法，心理検査法

LECTURE 10-3 ## 心理アセスメントのデータの分析方法 (P86)

★ アセスメントの結果を活かし，不適応状態や症状のメカニズムに関する仮説を立て，その後実際に治療や支援を行い，問題が解決し主訴の解消に至るかを検証する方法	ケース・フォーミュレーション
アセスメントにおいて，不安状況を主観的に測定する尺度	不安尺度

LECTURE 10-4 ## 異常心理学から臨床心理学へ (P88)

健康なこころをもった人とそうでない人の違いを明らかにするという心理学領域	異常心理学
"異常"という言葉に代わり用いられた言葉	不適応
★ 心理面や行動面の治療や支援において，生物学的(生理学)的な要因，心理的な要因，社会的な環境要因を統合していく考え方	生物-心理-社会モデル (bio-psy-cho-social model)

・・・**MEMO**・・・・・・・・・・・・・・・・・・・・・・・・・・・・・・・・・

LECTURE 11 - 1 人格検査 (P90)

★★

質問紙法

性格特徴の把握……	ミネソタ多面人格目録 (MMPI)，モーズレイ性格検査 (MPI)，東大式エゴグラム (TEG)，矢田部ギルフォード (YG) 性格検査
感情・情緒状態の把握……	顕在性不安検査 (MAS)，うつ性自己評価尺度 (SDS)，状態－特性不安検査 (STAI)
その他……	コーネル・メディカル・インデックス (CMI)

投影法

視覚的刺激……	ロールシャッハ・テスト，主題統覚検査 (TAT)
言語的刺激……	文章完成法テスト (SCT)
視覚＋言語的刺激……	絵画欲求不満テスト (PFスタディ)
描画（刺激呈示なし）……	House-Tree-Person (HTP) テスト，バウムテスト

①ロールシャッハテストの例（模造）

作業検査法

内田クレペリン検査

②内田クレペリン検査の例（模造）

LECTURE 11 - 2 知能検査 (P92)

★★

個別式
知能検査

総合的な知的機能評価

ウェクスラー式知能検査…	ウェクスラー就学前幼児用知能検査 (WPPSI) ウェクスラー児童用知能検査 (WISC) ウェクスラー成人知能検査 (WAIS)
ビネー式知能検査…	鈴木ビネー知能検査法，田中ビネー知能検査

特定の
知的機能評価

K-ABC心理・教育アセスメントバッテリー，DN-CAS認知評価システム
コース立方体組み合わせテスト，ITPA言語学習能力診断検査

集団式知能検査

TK式田中式知能検査，京大NX知能検査

LECTURE 11-3　発達検査 (P94)

★★

実施方法	検査名	対象年齢	検査内容等
直接検査	新版K式発達検査	3か月〜成人	姿勢・運動，認知・適応，言語・社会の3領域，328項目で構成．領域別／総合的発達年齢，DQが算出できる．
	遠城寺式・乳幼児分析的発達検査	0か月〜4歳8か月	運動(移動運動，手の運動)，社会性(基本的習慣，対人関係)，言語(発語，言語理解)から構成される．結果からプロフィールを作成，領域別および総合的発達年齢，DQが算出できる．
	デンバー発達判定法 (DENVERII)	0〜6歳	個人-社会，微細運動-適応，言語，粗大運動の4領域から構成される．記録票の年月齢線をもとに発達の遅れを判定する．
間接検査	津守式乳幼児精神発達検査	0〜7歳	運動，探索・操作，社会(大人との関係，子どもとの関係)，生活習慣・食事・排泄，言語・理解の5領域から構成される．結果から発達年齢の算出と発達輪郭表の作成ができる．
	乳幼児発達スケール (KIDS)	0歳1か月〜6歳11か月	運動，操作，理解言語，表出言語，概念，対子ども社会性，対成人社会性，しつけ，食事の9領域で構成される．領域別および総合的発達年齢，DQが算出できる．
	子どもの行動チェックリスト (CBCL)	2〜18歳	8つの問題行動尺度(2〜3歳版では，反抗，引きこもり，攻撃，分離不安，不安神経質，発達，睡眠・食事，注意集中)と上位尺度(外向・内向)の得点を算出できる．

LECTURE 11-4　認知機能検査 (P96)

★★

認知機能	検査名	検査内容
言語	WAB失語症検査	失語症の査定に加え，失行，半側空間無視，非言語性知能の検査も含み，自発話，話し言葉の理解，復唱，呼称，読み，書字，行為，構成行為・視空間・計算の8つの下位検査を行う．
	標準失語症検査 (SLTA)	5つの領域のうち4つ(聞く，話す，読む，書く)は，それぞれ単音，単語，文レベルで査定される．下位検査には，聴覚的理解，復唱，音読，読解，書き取り，計算などの課題がある．
視覚認知	標準高次視知覚検査 (VPTA)	視知覚の基本機能，物体・画像認知，相貌認知，色彩認知，シンボル認知，視空間の認知と操作，地誌的見当識の7項目について検査を行う．
行為	標準高次動作性検査 (SPTA)	口腔顔面失行，観念運動失行，観念失行，構成失行，肢節運動失行，着衣失行など，広範囲の失行について査定する．
記憶	ウェクスラー記憶検査 (WMS-R)	13の下位検査から，一般的記憶，視覚性記憶，言語性記憶，注意・集中力，遅延再生の5つの側面について査定する．
	三宅式記銘力検査	有関係対語，無関係対語で構成された対連合学習課題により，言語性記銘力を査定する．
	ベントン視覚記銘検査	10枚の図版の模写と再生から，視覚記銘力，視覚性認知，構成能力などを査定する．
	レイの複雑図形検査 (ROCFT)	複雑図形の模写と再生から，視覚記銘力や記憶方略，視覚性認知，構成能力などを査定する．
遂行機能	遂行機能障害症候群の行動評価 (BADS)	規則変換カード検査，行為計画検査，鍵探し検査，時間判断検査，動物園地図検査，修正6要素検査と遂行機能障害の質問表により査定する．
	ウィスコンシンカード分類検査 (WCST)	カードを分類する課題により，セット(構え)の転換について査定する．

LECTURE 12-1　行動療法の起源と特徴 (P98)

★ 学習理論や行動論的心理学の知見を，人間のこころや行動の問題の改善に向けた心理療法として開発され発展した療法	行動療法 (behavior therapy)
治療対象の行動が周囲の環境 (人のかかわりも含む) とどのように影響し合っているかを調べる方法	行動アセスメント

LECTURE 12-2　行動療法の諸技法 (P100)

★ ウォルピ (Wolpe) がレスポンデント条件付けや逆制止理論に基づき開発した，恐怖や不安によって不適応状態にある患者の治療技法	系統的脱感作法
★ 系統的脱感作法で用いる，恐怖や不安の低い環境刺激の段階から不適応状態をもたらす環境刺激の段階を患者の主観的な判断によって作成した表	不安階層表
★ オペラント条件付け理論を活かして，適切な行動を形成したり不適切な行動を消去したりする技法	オペラント条件付け療法，行動変容法

LECTURE 12-3　認知行動療法の普及 (P102)

★★ 1970年代から開発された，不適応行動の背景にある認知過程の修正に焦点を当てた心理療法	認知行動療法
1990年代から開発された，心理的に"柔軟な決意の向け方"を重視する認知行動療法の技法	マインドフルネス認知療法

LECTURE 12-4　その他の行動論的技法 (P104)

シュルツ (Schultz) により開発された，覚醒時に人間の快適な感覚体験を引き出す訓練を行うことで，心身の良好なバランスを保つことを目的とした方法	自律訓練法
自らの意思で自律神経下の生理反応をコントロールし，心身の良好なバランスを保つことを目的とする方法	バイオフィードバック
★★ 社会生活において他者と良好な人間関係を保つための技能を，実生活の場面で発揮できることを目的とする訓練方法	社会生活技能訓練 (Social Skills Training：SST)
★ SSTに盛りこまれている行動療法の技法 (3つ)	強化理論，モデリング，正のフィードバック

LECTURE 13-1 催眠療法，精神分析療法 (P106)

★ 理想的思考が緩み，想像の世界の中に入り，想像自体が現実味を帯びるような意識状態	催眠
★ クライエントに夢を報告してもらい，セラピストが分析する方法	夢分析
★ セラピストはクライエントの背後に座り，クライエントは寝椅子で横になり，頭に浮かんだことを自由にそのまま語る療法	自由連想法

LECTURE 13-2 内観療法 (P108)

★ 浄土真宗の僧侶である吉本伊信が開発した，精神修養法であり心理療法でもある療法	内観療法
内観療法の種類 (2つ)	集中内観，日常内観

LECTURE 13-3 絵画療法，箱庭療法 (P110)

★ クライエントが描いた絵をもとにして進めていく心理療法	絵画療法
絵画療法の種類	
★★ バック (Buck) により開発された，家・木・人 (男，女) をそれぞれ1枚ずつ計4枚の紙に描いてもらう方法	HTPテスト
★★ コッホ (Koch) により開発された，鉛筆で実のなる木を描いてもらう方法	バウムテスト
ローエンフェルト (Lowenfeld) の世界技法をベースにして生まれ，1965年に河合隼雄により日本に持ち込まれた療法	箱庭療法

LECTURE 13-4 心理劇，交流分析 (P112)

★ モレノ (Moreno) によって開発された，ドラマの形を用いた集団心理療法	心理劇
★ バーン (Berne) によって開発された，人と人との間で行われている交流を分析し治療に活かす性格理論	交流分析

LECTURE 14-1 **来談者中心療法** (P114)

★★ 1940年代にカール・ロジャース (Carl Rogers) が提唱した，当初は「非指示的療法」とよばれた療法

来談者中心療法 (クライエント中心療法)

★★ 来談者中心療法では，リハ専門職は来談者の何を理解するように努める必要があるか

来談者がどのように感じているか，どんな生き方を選ぼうとしているのか

★ 来談者中心療法が有効とされる疾患

産後うつ，不安障害，パニック障害

LECTURE 14-2 **支持的精神療法** (P116)

★ 相手が抱いている不安や緊張の存在に理解を示し，それらの苦しみが小さくなるよう働きかける療法

支持的精神療法

★★ 支持的精神療法の進め方

①相手の話を聴く
②苦悩に共感的理解を示す
③自信をもてるようにする
④心配を減らせることを保証する

LECTURE 14-3 **集団精神療法** (P118)

★ 複数の人がこころの問題や困難を話し合い，それらを乗り越える方法や技能の習得を目指す療法

集団精神療法

集団精神療法として活用される療法

社会生活技能訓練 (SST)，心理劇，芸術療法，ダンスセラピー，音楽療法

LECTURE 14-4 **森田療法，実存分析** (P120)

★ 死や喪失に対する恐怖は，「生の欲望」によって生まれるもの，と考える療法

森田療法

★ 人生において喜ぶべき変化や前向きな変化を見いだし，意味があると感じる考え方

実存分析

実存分析の背景となる考え方で，意味が見いだせないと嘆くことを脇に置く考え方

実存主義

PT・OT国家試験過去問題

p136〜148では，本書で学んだ内容（心理学・臨床心理学）を学ぶ前提となる内容，発展的内容から広く関連する過去問題をPT・OTでは10年分，STでは8年分掲載している．

第54〜58回の出題数

総計：42問
毎年平均：8.4問
PT専門：3問
OT専門：13問
専門基礎：26問

第54〜58回の頻出領域

心理療法から9問→（CHAPTER 12〜14）
心理検査（インフォームドコンセントを含む）から9問→（CHAPTER 10, 11）
心理発達から5問→（CHAPTER 7）
防衛機制から5問→（CHAPTER 9）
記憶から3問→（CHAPTER 5）

CHAPTER 3

30歳の男性．統合失調症．3週前に工場で働き始めた．外来作業療法ではパソコンを使用した認知リハビリテーションを継続している．ある時，同じ作業療法に参加する2人の患者から同時に用事を頼まれ，混乱した様子で相談に来た．
この患者の職場における行動で最もみられる可能性があるのはどれか．

1. 挨拶ができない．
2. 心気的な訴えが多い．
3. 体力がなく疲れやすい．
4. すぐに仕事に飽きてしまう．
5. 仕事の段取りがつけられない．

解答　5

（53回・OT専門・午後20）LECTURE 3-3

CHAPTER 4

財布を何度も鞄から出し入れし，そわそわと落ち着かない行動がみられる．
この行動のMaslowの欲求階層モデルにおける欲求段階はどれか．

1. 安全欲求
2. 承認欲求
3. 認知欲求
4. 生理的欲求
5. 自己実現欲求

解答　1

（55回・OT専門基礎・午後22）LECTURE 4-2

正しい組合せはどれか．

1. Adler ——————— リビドー
2. Freud ——————— 病的人格
3. Jung ——————— 劣等コンプレックス
4. Kretschmer ——— 体型分類
5. Schneider ——— 内向・外向

解答　4

（49回・専門基礎・午前79）LECTURE 4-3

CHAPTER 5

記憶過程の要素として正しいのはどれか．**2つ選べ**．

1. 記　銘
2. 計画立案
3. 想　起
4. 転　換
5. 配　分

解答　1, 3

（56回・専門基礎・午前78）LECTURE 5-1

作動記憶〈ワーキングメモリー〉の説明として適切なのはどれか．

1. 数日間保持される．
2. 非宣言的記憶の1つである．
3. 技能の記憶として機能する．
4. 生活史の記憶として機能する．
5. 情報の処理と保持を同時に行う．

解答　5

（53回・専門基礎・午前81）LECTURE 5-1

意識することなく再生される記憶はどれか.

1. 即時記憶
2. 意味記憶
3. 近時記憶
4. 手続き記憶
5. エピソード記憶

解答　4

(52回・専門基礎・午後79)　LECTURE 5-2

「30分後にベルが鳴ったら訓練を終了してください」という課題を遂行する際に活用する記憶はどれか。

1. 意味記憶
2. 展望記憶
3. 手続き記憶
4. プライミング
5. エピソード記憶

解答　2

(50回・専門基礎・午後79)　LECTURE 5-2

CHAPTER 7

Freudの発達論において1～3歳ころはどれか.

1. 口唇期
2. 肛門期
3. 性器期
4. 潜在期
5. 男根期

解答　2

(58回・専門基礎・午前79)　LECTURE 7-1

Eriksonによる発達段階で成人前期に獲得すべき課題はどれか.

1. 勤勉性
2. 自律性
3. 親密性
4. 生殖性
5. 統合性

解答　3

(58回・専門基礎・午後81)　LECTURE 7-2

Eriksonによる発達段階で学童期に獲得すべき課題はどれか.

1. 勤勉性
2. 積極性
3. 自律性
4. 親密性
5. 同一性

解答　1

(53回・専門基礎・午後78)　LECTURE 7-2

中学生の心理発達における特徴はどれか.

1. 性の相違を理解する.
2. 自我同一性が完成する.
3. 教師や指導者に従順である.
4. 第二次性徴への戸惑いがある.
5. 友人関係より親子関係を重視する.

解答　4

(53回・専門基礎・午後79)　LECTURE 7-2

加齢によっても保たれる精神機能はどれか.

1. 記銘力
2. 計算力
3. 注意力
4. 言語理解力
5. 情報処理速度

解答　4

(55回・専門基礎・午前80)　LECTURE 7-4

ライフステージにおける成人期後期 (50～60歳ころ) の特徴で適切なのはどれか.

1. 親しい人の死を経験し，自分の死についても受容的になる.
2. 心理社会的な猶予期間 (モラトリアム) といえる時期である.
3. 仕事や家庭を持つようになり，社会人としての成長をみせる.
4. 経験の蓄積により判断力は向上を続けるが記憶力は低下を示す.
5. 社会的役割の減少や身体的不自由など多くの喪失体験がみられる.

解答　4

(54回・専門基礎・午前79)　LECTURE 7-4

CHAPTER 8

認知療法を発展させたのは誰か.
1. A. Beck
2. S. Freud
3. C. Rogers
4. H. Eysenck
5. H. Sullivan

解答　1
(56回・専門基礎・午前80)　LECTURE 8-2

正しい組合せはどれか.
1. A. Beck ─────── 愛着理論
2. J. Bowlby ─────── 認知療法
3. R. Liberman ─────── 系統的脱感作
4. C. Rogers ─────── 来談者中心療法
5. J. Wolpe ─────── 社会生活技能訓練

解答　4
(54回・専門基礎・午前78)　LECTURE 8-2

CHAPTER 9

性的な欲動をコントロールするために，性的なことを理論的に分析しようとする防衛機制はどれか.
1. 抑　圧
2. 行動化
3. 知性化
4. 反動形成
5. スプリッティング

解答　3
(58回・専門基礎・午前78)　LECTURE 9-1

欲求を満たせないときに，正反対の欲求を発展させ心的平衡を保とうとする防衛機制はどれか.
1. 置き換え
2. 合理化
3. 反動形成
4. 否　認
5. 抑　圧

解答　3
(57回・専門基礎・午後79)　LECTURE 9-1

交通事故により下肢を骨折したが，リハビリテーションの回数が少ないことで，治療者に強い不満をぶつけてしまった.
その後「先生は私を嫌っている」と考える防衛機制はどれか.
1. 回　避
2. 投　影
3. 否　認
4. 抑　圧
5. 合理化

解答　2
(54回・専門基礎・午前80)　LECTURE 9-1

被害妄想が持続し自宅に閉じこもることで安定している慢性期の統合失調症患者に対する訪問作業療法として適切な支援はどれか.
1. 外出の促し
2. 家事行為の指導
3. 近所づきあいの指導
4. 本人が困っていることの傾聴
5. 内服薬の種類についての話し合い

解答　4
(51回・OT専門・午前50)　LECTURE 9-2

転移・逆転移で適切なのはどれか.
1. 陰性転移の解釈は避ける.
2. 転移は逆転移を誘発する.
3. 逆転移は治療の阻害因子となる.
4. 逆転移は治療者の意識的反応である.
5. 心理治療の目標は陽性転移の出現である.

解答　2
(55回・専門基礎・午後79)　LECTURE 9-3

障害受容に至る5つの過程において2番目に現れるのはどれか.
1. 解決への努力期
2. ショック期
3. 混乱期
4. 受容期
5. 否認期

解答　5
(58回・専門基礎・午前80)　LECTURE 9-4

障害受容に至る5つの過程において3番目に現れるのはどれか.

1. 解決への努力期
2. ショック期
3. 混乱期
4. 受容期
5. 否認期

解答　3

(57回・専門基礎・午後81)　LECTURE 9-4

障害受容で**誤っている**のはどれか.

1. 社会環境によって影響される.
2. 障害者同士の交流により促進される.
3. 抑うつ状態の患者には積極的な指導を行う.
4. 混乱している患者の怒りは医療者にも向く.
5. ショックを受けている状態の患者は安全に見守る.

解答　3

(54回・専門基礎・午後79)　LECTURE 9-4

CHAPTER 10

理学療法実施時のインフォームドコンセントで適切なのはどれか.

1. 専門用語で説明する.
2. 患者の同意内容は文書で保存する.
3. 患者の要求があってから説明する.
4. 判断能力に関わらず患者の決定が優先される.
5. 患者は正当な理由がなければ同意を撤回できない.

解答　2

(58回・PT専門・午前22)　LECTURE 10-1，8-1

治療に関するインフォームドコンセントで正しいのはどれか. **2つ選べ.**

1. 患者の同意内容は文書で保存する.
2. 患者は一旦同意したら撤回できない.
3. 治療に伴う軽微な合併症は説明しない.
4. 選択し得るすべての治療法について説明する.
5. 意力がなくても本人の同意は必須である.

解答　1，4

(58回・OT専門・午後33)　LECTURE 10-1，8-1

CHAPTER 11

質問紙法によって行われるのはどれか. **2つ選べ.**

1. MMPI
2. WCST
3. YG性格検査
4. バウムテスト
5. Rorschachテスト

解答　1，3

(57回・専門基礎・午前81)　LECTURE 11-1

心理検査と評価内容の組合せとして適切なのはどれか.

1. SCT ─────────── 認知機能
2. WCST ─────────── 自我状態
3. P-Fスタディ ─────────── 認知症介護負担
4. Rorschachテスト ─── 自己効力感
5. 内田・クレペリン ─── 性格・行動面の
　　精神テスト　　　　　　特徴

解答　5

(55回・専門基礎・午後81)　LECTURE 11-1

投影法はどれか. **2つ選べ.**

1. CMI
2. MMPI
3. Rorschach test
4. SCT
5. TMT

解答　3，4

(51回・専門基礎・午後81)　LECTURE 11-1

検査と評価項目の組合せで正しいのはどれか.

1. GMFM ─────────── 日常生活活動
2. WISC-Ⅳ ─────────── ワーキング
　　　　　　　　　　　　　　　メモリー
3. S-M社会生活能力検査 ── 心理的発達
4. フロスティグ視知覚検査 ── 巧緻運動
5. 遠城寺式乳幼児分析的 ── 粗大運動
　　発達検査

解答　2

(56回・OT専門・午後26)　LECTURE 11-2

小児の知能検査で用いられるのはどれか. **2つ選べ.**

1. MAS
2. GMFM
3. WeeFIM
4. WISC-Ⅲ
5. K-ABC心理・教育アセスメントバッテリー

解答　4, 5

（54回・OT専門・午後31）　LECTURE 11-2

知能検査はどれか.

1. ADHD-RS〈attention deficit hyperactivity disorder rating scale〉
2. CARS〈childhood autism rating scale〉
3. JDDST-R〈改訂日本版デンバー式発達スクリーニング検査〉
4. PEP-3〈psychoeducational profile-3rd edition〉
5. WISC-Ⅲ

解答　5

（53回・専門基礎・午後85）　LECTURE 11-2

認知症のスクリーニング検査はどれか.

1. Frenchay Activities Index
2. Fugl-Meyer Assessment
3. MMSE
4. Rorschach Test
5. WAIS-Ⅲ

解答　3

（57回・PT専門・午前35）　LECTURE 11-4

失行の検査はどれか.

1. BIT
2. VPTA
3. RBMT
4. SLTA
5. SPTA

解答　5

（50回・OT専門・午前25）　LECTURE 11-4

高次脳機能障害の評価の組合せで正しいのはどれか.

1. MMSE ——— 失行症
2. RBMT ——— 注意障害
3. SPTA ——— 遂行機能障害
4. TMT-A ——— 記憶障害
5. VPTA ——— 視知覚障害

解答　5

（49回・OT専門・午後24）　LECTURE 11-4

CHAPTER 12

古典的条件付けの原理を用いた治療法はどれか.

1. 曝露法
2. 認知再構成法
3. トークンエコノミー法
4. セルフモニタリング法
5. 社会生活技能訓練〈SST〉

解答　1

（53回・専門基礎・午前80）　LECTURE 12-1

オペラント条件付けが用いられる認知行動療法の技法はどれか.

1. 系統的脱感作法
2. 漸進的筋弛緩法
3. 暴露反応妨害法
4. フラッティング法
5. トークンエコノミー法

解答　5

（56回・専門基礎・午後81）　LECTURE 12-2

模擬場面でのリハーサルを技法として用いるのはどれか.

1. 内観療法
2. 箱庭療法
3. 森田療法
4. 認知行動療法
5. 支持的精神療法

解答　4

（52回・専門基礎・午後81）　LECTURE 12-3

技法としてホームワーク〈宿題〉を用いるのはどれか.
1. 内観療法
2. 森田療法
3. 現存在分析
4. 認知行動療法
5. 精神分析療法

解答　4

(51回・専門基礎・午前81)　LECTURE 12-3

自己暗示により催眠状態を作り出し心身をリラックスさせる方法はどれか.
1. コラム法
2. 自律訓練法
3. 自由連想法
4. 漸進的筋弛緩法
5. マインドフルネス

解答　2

(57回・専門基礎・午後80)　LECTURE 12-4

治療者が指示や助言を与え，非適応的な行動をコントロールすることを目的とした治療法はどれか.
1. 芸術療法
2. 森田療法
3. 精神分析療法
4. 来談者中心療法
5. バイオフィードバック療法

解答　5

(55回・専門基礎・午前81)　LECTURE 12-4

社会生活技能訓練〈SST〉の説明で適切なのはどれか.
1. ロールプレイは自由に行う.
2. 正のフィードバックを行う.
3. モデリングは最小限にとどめる.
4. ストレスがかからない技法である.
5. モジュールは経験を積んでから行う.

解答　2

(53回・OT専門・午後43)　LECTURE 12-4

SSTの目的として最も適切なのはどれか.
1. 病識の獲得
2. 精神症状の改善
3. 自動思考の修正
4. ストレス対処技能の強化
5. 対人関係パターンの自己洞察

解答　4

(51回・OT専門・午前44)　LECTURE 12-4

CHAPTER 13

無意識的な葛藤を洞察して精神症状を和らげようとするのはどれか.
1. 催眠療法
2. 行動療法
3. 芸術療法
4. 自律訓練法
5. 精神分析療法

解答　5

(53回・専門基礎・午後81)　LECTURE 13-1

「1本の実のなる木を描いてください」と指示する検査はどれか.
1. バウムテスト
2. P-Fスタディ
3. Rorschachテスト
4. Trail making test (TMT)
5. Behavioral inattention test (BIT)

解答　1

(49回・専門基礎・午後80)　LECTURE 13-3

CHAPTER 14

正しい組合せはどれか.
1. A. Beck ——— 愛着理論
2. J. Bowlby ——— 認知療法
3. R. Liberman ——— 系統的脱感作
4. C. Rogers ——— 来談者中心療法
5. J. Wolpe ——— 社会生活技能訓練

解答　4

(54回・専門基礎・午前78)　LECTURE 14-1

訓練療法でないのはどれか.
1. 森田療法
2. シェイピング
3. 認知行動療法
4. 系統的脱感作法
5. 来談者中心療法

解答 5

(53回・専門基礎・午後80) LECTURE 14-1

43歳の女性. 高校の美術教師. 2年前に乏突起神経膠腫を発症した. 現在緩和ケア病棟で疼痛緩和の治療を受けている. 作業療法時に「死んだらどうなるのでしょうか」と問いかけられた.
対応として最も適切なのはどれか.
1. 「よく分かりません」
2. 「あなたはどう思っていますか」
3. 「気持ちを切り替えて，作業をしましょう」
4. 「そんなことは心配しなくても大丈夫ですよ」
5. 「何か楽しくなるようなことを考えましょう」

解答 2

(53回・OT専門・午後11) LECTURE 14-1

ST国家試験過去問題

第21～25回の出題数

総計：109問

毎年平均：21.8問

第21～25回の頻出領域

認知・学習心理学から31問→（CHAPTER 3, 5）

生涯発達心理学から30問→（CHAPTER 7）

心理測定法から19問→（CHAPTER 10, 11）

心理療法から13問→（CHAPTER 12～14）

CHAPTER 3

知覚的恒常性はどれか.

1. 物体の見かけの大きさが大きくなると，自分の方に近づいてくるように見える.
2. 白い物体の表面は，日中の晴天下で見ても，夕焼け空の下で見ても，白く見える.
3. 下方向に動くものを見続けた後に静止した対象を見ると，その対象は上方向に動いて見える.
4. 灰色の領域は，白の格子模様を重ねると白っぽく，黒の格子模様を重ねると黒っぽく見える.
5. 物体の大きさは，小さいものに囲まれたときよりも，大きいものに囲まれたときの方が小さく見える.

解答　2

（21回・午後25）　LECTURE 3-2

受容した刺激情報への選択的注意が関わるのはどれか.

1. 親近効果
2. 同時対比
3. 暗順応
4. カクテルパーティー効果
5. サッケード抑制

解答　4

（22回・午後24）　LECTURE 3-3

CHAPTER 4

ジェームズ–ランゲ説が主張するのはどれか.

1. 基本的情動を示す表情は文化を超えて普遍的である.
2. 主観的情動の質と強さには状況の認知的評価が影響する.
3. ある対象に高頻度で接触するとその対象への好意が増す.
4. 主観的な情動体験の起源は環境に対する身体的反応である.
5. 人は知識の間に不協和があるとそれを低減させようとする.

解答　4

（25回・午後26）　LECTURE 4-1

Maslow, A.Hの欲求階層において最上位のものはどれか.

1. 愛と所属の欲求
2. 安全の欲求
3. 自己実現の欲求
4. 承認と尊重の欲求
5. 生理的な欲求

解答　3

（21回・午前27）　LECTURE 4-2

性格特徴の中で一貫して出現する行動やそのまとまりをパーソナリティの構成単位とみなし，その組合せで個人のパーソナリティを記述する立場はどれか．

1. 学習論
2. 遺伝論
3. 行動論
4. 類型論
5. 特性論

解答　5

(25回・午後30)　LECTURE 4-3

ビッグファイブ理論における主要5因子**でない**のはどれか．

1. Neuroticism（神経症傾向，情緒安定性）
2. Extraversion（外向性）
3. Introversion（内向性）
4. Agreeableness（協調性，調和性）
5. Conscientiousness（統制性，誠実性，良識性）

解答　3

(23回・午前30)　LECTURE 4-3

人格（パーソナリティ）を体型で分類した人物はどれか．

1. Kretschmer, E.
2. Goldberg, L.R.
3. Cattell, R.B.
4. Eysenck, H.J.
5. Allport, G.W.

解答　1

(21回・午前30)　LECTURE 4-3

CHAPTER 5

短期記憶に保持された情報を反復することを示すのはどれか．

1. チャンク
2. リハーサル
3. スキーマ
4. プライミング
5. 復号化

解答　2

(24回・午後24)　LECTURE 5-1

言語反応による測定が適切**でない**のはどれか．

1. 感覚記憶
2. 短期記憶
3. 手続き記憶
4. エピソード記憶
5. 顕在記憶

解答　3

(21回・午前26)　LECTURE 5-2

条件づけによって，エレベータの中に入ると「心拍が高まる」という反応が強化されているとする．正しいのはどれか．

1. この反応は古典的条件づけによって成立している．
2. この反応は変間隔スケジュールによって強化されたと考えられる．
3. この反応が自動車の中でも生じるようになることを分化という．
4. この反応が般化した反応であれば消去することができない．
5. 内的な要因によってこの反応が生じなくなることを自発的回復という．

解答　1

(19回・午後24)　LECTURE 5-3

CHAPTER 6

象徴機能はどれか．

1. 言語を客観的に捉える働き
2. パターン化したやりとりをする働き
3. シンボルによって指示対象を代表する働き
4. 他者からの援助や共同によって課題達成する働き
5. 事物の属性に気付くことで共通の意味的概念を形成する働き

解答　3

(24回・午前47)　LECTURE 6-1

小児の構音発達に影響が少ないのはどれか.

1. 書字能力
2. 語音弁別能力
3. 音節分解能力
4. 構音器官の形態
5. 構音器官の随意運動能力

解答 1

(24回・午後77) LECTURE 6-1

乳幼児の音声発達の説明として正しいのはどれか.

1. 新生児は音声の弁別能力がない.
2. 喃語の出現直後に発声と身体運動との同期現象が増大する.
3. 喃語は母音と関係しない.
4. 初語が出現すると非言語音による伝達は消失する.
5. 生後1年ころまでに子音弁別能力は母語の制約を受けるようになる.

解答 5

(18回・午前47) LECTURE 6-1

児童期の認知発達の特徴でないのはどれか.

1. 論理的思考をし始める.
2. 3つ山問題に正答できる.
3. 二次的ことばを用い始める.
4. メタ認知を活用し始める.
5. 素朴概念を用い始める.

解答 5

(23回・午後33) LECTURE 6-3, 7-3

誤っている組合せはどれか.

1. 習慣的な構え ── 既知の解決法の型通りな適用
2. 洞　察 ──────── 問題状況の再編成
3. 帰納法 ──────── 事象の類似性に基づく推論
4. アルゴリズム ── 必ず解 (結論) に達する推論手続き
5. 確証バイアス ── 仮説を支持する証拠の優先的収集

解答 3

(22回・午後26) LECTURE 6-4

CHAPTER 7

正しいのはどれか.

a. ある発達段階の発達課題を習得できなくても,後の段階の発達への影響は少ない.
b. 発達は加齢に伴い能力が衰えることを含む.
c. 遺伝と環境が発達に及ぼす影響の区分は困難である.
d. 運動スキルは発達初期から訓練すればするほど効果的である.
e. 系統発達は個体の中での連続的な変化である.

1. a, b　　2. a, e　　3. b, c
4. c, d　　5. d, e

解答 3

(24回・午前33) LECTURE 7-1

Freud, S. によるリビドー発達理論の発達段階でないのはどれか.

1. 潜伏期
2. 口唇期
3. 男根期
4. 肛門期
5. 抵抗期

解答 5

(22回・午後29) LECTURE 7-1

Erikson, E. H. による初期成人期の発達課題はどれか.

1. 自律性
2. 親密さ
3. 勤　勉
4. 生殖性
5. 自我統合

解答 2

(25回・午後34) LECTURE 7-2

自分の信念や職業選択に対して傾倒 (積極的関与) を示すアイデンティティ地位はどれか.

a. アイデンティティ達成
b. アイデンティティ拡散
c. アイデンティティ危機
d. モラトリアム
e. 早期完了

1. a, b　　2. a, e　　3. b, c
4. c, d　　5. d, e

解答　2

(22回・午後34)　LECTURE 7-2

Erikson, E. H. の人格発達理論に最も関係の深い概念はどれか.

a. ライフサイクル
b. エディプス期
c. 防衛機制
d. 幼児期健忘
e. 漸成説

1. a, b　　2. a, e　　3. b, c
4. c, d　　5. d, e

解答　2

(19回・午後29)　LECTURE 7-2

正しいのはどれか.
1. 感覚運動期には言語を用いて思考する.
2. 形式的操作期以後の認知発達はない.
3. 前操作期には脱中心化した思考をする.
4. 具体的操作期には可逆的思考をする.
5. 新たな認知情報を既得のシェマに合わせて変化させることを均衡化という.

解答　4

(25回・午前33)　LECTURE 7-3

Piaget, J. による脱中心化の説明として正しいのはどれか.

a. 対象の永続性を理解できるようになる.
b. 他社の立場で物事を考えられるようになる.
c. 主観的印象ではなく客観的事実に基づいて判断できるようになる.
d. 演繹的推論ができるようになる.
e. 他者の情動が伝染するようになる.

1. a, b　　2. a, e　　3. b, c　　4. c, d
5. d, e

解答　3

(22回・午後32)　LECTURE 7-3

Horn, J. L. とCattell, R. B の知能理論において, 学習経験の影響を受けやすく, 高齢期まで緩やかに増加するとされる知能のことを何と呼ぶか.

1. 情動的知能
2. 動作性知能
3. 流動性知能
4. 博物的知能
5. 結晶性知能

解答　5

(18回・午後34)　LECTURE 7-4

CHAPTER 8

日本人によって確立された心理療法はどれか.

a. 弁証法的行動療法
b. 行動活性化療法
c. 能動的空想法
d. 森田療法
e. 内観療法

1. a, b　　2. a, e　　3. b, c
4. c, d　　5. d, e

解答　5

(25回・午後31)　LECTURE 8-2

CHAPTER 9

防衛機制で**ない**のはどれか.

1. 否　定
2. 逃　避
3. 固　着
4. 投　影
5. 抑　圧

解答　3

(20回・午後29)　LECTURE 9-1

精神分析の面接において，別の特定の人物に向けられている感情が治療の中でセラピストに向けられることを指す概念はどれか.

1. 逆転移
2. 退　行
3. 抑　圧
4. 転　移
5. 昇　華

解答　4

(25回・午前30)　LECTURE 9-3

CHAPTER 11

人格検査はどれか.

1. MMSE
2. MMPI
3. CMI
4. WAIS
5. RCPM

解答　2

(24回・午前30)　LECTURE 11-1

投影法で**ない**のはどれか.

1. P-Fスタディー
2. YG性格検査
3. ロールシャッハ・テスト
4. 主題統覚検査 (TAT)
5. 文章完成法テスト

解答　2

(23回・午後29)　LECTURE 11-1

誤っている組合せはどれか.

1. HTP ─────── 投影法
2. POMS ─────── 質問紙法
3. SCT ─────── 投影法
4. MPI ─────── 質問紙法
5. YGテスト ─────── 投影法

解答　5

(20回・午後30)　LECTURE 11-1

質問紙法による人格検査の特徴として最も適切なのはどれか.

1. あいまいな刺激を提示して自由な反応を引き出すことができる.
2. 検査の意図が分かりにくく解答を歪めることが難しい.
3. 回答者によって質問項目の解釈が異なる可能性がある.
4. 本人は気付いていない無意識的側面を捉えることができる.
5. 結果は判定者の主観によって解釈される部分が多い.

解答　3

(19回・午後31)　LECTURE 11-1

ウェクスラー式知能検査はどれか.

a. WMS
b. WAB
c. WAIS
d. WISC
e. WPPSI

1. a, b, c　　2. a, b, e　　3. a, d, e
4. b, c, d　　5. c, d, e

解答　5

(23回・午前31)　LECTURE 11-2

WISC-Ⅳの下位検査のうち言語理解指標はどれか.

a. 単語
b. 類似
c. 数唱
d. 語音整列
e. 理解

1. a, b, c　　2. a, b, e　　3. a, d, e
4. b, c, d　　5. c, d, e

解答　2

（22回・午前69）LECTURE 11-2

発達検査の目的について誤っているのはどれか.

1. 認知発達の段階を評価する.
2. 言語発達の特徴を分析する.
3. 行動発達の特性を明らかにする.
4. 感覚障害の有無を判定する.
5. 指導方針を検討する.

解答　4

（20回・午前69）LECTURE 11-3

CHAPTER 12

正しい組合せはどれか.

1. 認知療法 ——— Schulz, J.H.
2. 自律訓練法 ——— Rodgers, C.R.
3. 集団療法 ——— Beck, A.T.
4. 行動療法 ——— Skinner, B.F.
5. 精神分析療法 —— Ellis, A

解答　4

（20回・午後28）LECTURE 12-1

行動療法の技法でないのはどれか.

1. オペラント法
2. 系統的脱感作法
3. エクスポージャー法
4. リフレーミング法
5. バイオフィードバック法

解答　4

（23回・午後31）CHAPTER 12

CHAPTER 13

精神分析療法の技法はどれか.

1. 系統的脱感作法
2. 認知再構成法
3. エクスポージャー法
4. 呼吸再調整法
5. 自由連想法

解答　5

（21回・午後30）LECTURE 13-1

CHAPTER 14

クライアント中心療法のセラピストが行うべきことについて正しいのはどれか.

a. 来談者との関係の中で自分に正直であろうとする.
b. 来談者に対して無条件の肯定的な配慮を提供する.
c. 来談者の無意識に焦点を当てて治療する.
d. 来談者に特有な認知の歪みを変容しようとする.
e. 来談者を共感的に理解しようとする.

1. a, b, c　　2. a, b, e　　3. a, d, e
4. b, c, d　　5. c, d, e

解答　2

（23回・午前32）LECTURE 14-1

クライアント中心療法の説明として適切でないのはどれか.

a. 治療者はクライアントに共感的理解を示す.
b. 治療者とクライアントとの人間関係の質が重視される.
c. 自己認知が歪んでいる状態を心理的不適応状態と捉える.
d. 治療者はクライアントが治療者に向ける個人的感情を分析する.
e. 転移感情はクライアントの幼少期の親子関係を明らかにする手がかりとなる.

1. a, b　　2. a, e　　3. b, c
4. c, d　　5. d, e

解答　5

（19回・午前32）LECTURE 14-1, 9-3

文献一覧

CHAPTER 1

1) 公益社団法人日本リハビリテーション医学会（監訳）：ICF コアセット．医歯薬出版，2015.

CHAPTER 2

1) Gross, C. G：Aristotle on the brain. The Neuroscientist, 1（4）：245-250, 1995.
2) 無藤　隆・他（編）：心理学．pp1-32，有斐閣，2014.
3) キャサリン・コーリン（著），小須田健（訳）：心理学大図鑑．三省堂，2013.
4) マイケル・カーン（著），妙木浩之（監修），秋田恭子・他（訳）：ベイシック・フロイト―21世紀に活かす精神分析の思考．岩崎学術出版社，2017.
5) 箱田裕司・他（編）：認知心理学．有斐閣，2010.
6) 大山　正（著），梅本尭夫（監修）：視覚心理学への招待―見えの世界へのアプローチ．pp45-64，サイエンス社，2000.
7) クリストフ・コッホ（著），土谷尚嗣・他（訳），：意識の探求―神経科学からのアプローチ（上）　岩波書店，2006.
8) クリストフ・コッホ（著），土谷尚嗣・他（訳）：意識の探求―神経科学からのアプローチ（下）　岩波書店，2006.
9) 大山　正：反応時間研究の歴史と現状．人間工学，21（2）：57-64，1985.
10) Latane, B., Darley, J. M：Group inhibition of bystander intervention in emergencies. Journal of personality and social psychology, 10（3）：215-221, 1968.
11) 村井潤一郎（編）：Progress & Application 心理学研究法．pp15-47，サイエンス社，2012.
12) 岡本安晴：計量心理学―心の科学的表現をめざして．pp37-86，培風館，2006.
13) 宮本聡介・宇井美代子（編）：質問紙調査と心理測定尺度―計画から実施・解析まで．pp2-17，サイエンス社，2014.
14) 中澤　潤・他（編）：心理学マニュアル 観察法．pp1-12，北大路書房，1997.
15) 高野陽太郎・他（編）：心理学研究法 心を見つめる科学のまなざし．pp257-285，有斐閣，2004.
16) 森　敏昭・吉田 寿夫（編）：心理学のためのデータ解析テクニカルブック．北大路書房，pp176-216，1990.
17) 樋口　耕（著）：社会調査のための計量テキスト分析―内容分析の継承と発展を目指して．pp1-16，ナカニシヤ出版，2014.
18) 大山　正，・丸山康則（編）：ヒューマンエラーの科学―なぜ起こるか，どう防ぐか，医療・交通・産業事故．pp7-21，麗沢大学出版会，2004.
19) Norman, D. A：Categorization of action slips. Psychological review, 38（1）：1-15, 1981.
20) Leape, L. L：Error in medicine. Jama, 272（23）：1851-1857, 1994.
21) ビヴァリー・ラファエル（著），石丸　正（訳）：災害の襲うとき―カタストロフィの精神医学 新装版．pp237-275，みすず書房，2016.
22) Shibata, M：The current status of childcare in Tsunami-affected areas of Miyagi and the possibility of using VR technology in caregiver training. In Niiniö, H., Putkonen, P., & Hagino. H.（Eds.）Laurea-TFU Joined Publication New ways of promoting Mental Wellbeing and Cognitive Functions. Laurea Publication, pp.98-109, 2019.
23) フレデリック J. スタッダード Jr.・他（編），小谷英文・他（訳）：不測の衝撃―危機介入に備えて知っておくべきこと．pp19-25，金剛出版，2014.
24) Seligman, M. E., Csikszentmihalyi, M：Positive psychology：An introduction. In Flow and the foundations of positive psychology. pp279-298, Springer, Dordrecht, 2014.

CHAPTER 3

引用文献

1) 福屋武人（監修）：図解 心理学 改訂版．p21，学術図書出版，2001.
2) Rubin,E.：Visuelle wahrgenommene Figuren, Abb3, Berlin, Boghandel, 1921.

参考文献

1) 福屋武人（監修）：図解 心理学 改訂版．学術図書出版，2001.
2) 中島義明・他（編）：心理学辞典．有斐閣，1999.
3) 宮田　洋（編）：脳と心．培風館，1996.
4) W.James（著），今田　寛（訳）：心理学〈上〉．岩波文庫，1992.

CHAPTER 4

1) 松山義則：感情心理学研究の刊行を迎えて．感情心理学研究，1（1）：1-2，1993.
2) 中島義明・他（編）：心理学辞典．有斐閣，1999.
3) スーザン・ノーレン・ホークセマ・他（著），内田一成（訳）：ヒルガードの心理学 第16版．金剛出版，2015.
4) Schachter, S., Singer, J：Cognitive, social, and physiological determinants of emotional state. Psychological Review, 69（5）：379-399, 1962.
5) A. S. R. Manstead, H. L. Wagner：Arousal, cognition and emotion：an appraisal of two-factor theory. Current Psychological Reviews, 1（1）：35-45, 1981.
6) Öhman, A., Soares, J. J. F："Unconscious anxiety"：Phobic responses to masked stimuli. Journal of Abnormal Psychology, 103（2）：231-240, 1994.
7) 無藤 隆・他（著）：心理学，pp191-234，有斐閣，2004.
8) Lepper, M. R., Greene, D：Turning play into work：Effects of adult surveillance and extrinsic rewards on children's intrinsic motivation. Journal of Personality and Social Psychology, 31：479-486, 1975.
9) Kruglanski, A. W：The endogenous-exogenous partition in attribution theory. Psychological Review, 82（6）：387-406, 1975.

CHAPTER 5

1) 藤永 保（編）：心理学事典．平凡社，1981.
2) Richard C. Atkinson, ichard M. Shiffrin：The control of short-term memory. Scientific American, 225（2）：82-91, 1971.
3) Miller, G. A.：The magical number seven, plus or minus two：some limits on our capacity for processing information. Psychological Review, 63（2）：81-97, 1956.
4) Frederic Bartlett（著），宇津木保・辻 正三（訳）想起の心理学：実験的社会的心理学における研究．誠信書房，1983.
5) Frederic Bartlett（著），宇津木保・辻 正三（訳）：記憶について．誠信書房，1978.
6) Loftus, Geoffrey R（著），大村彰道（訳）：人間の記憶 認知心理学入門．東京大学出版会，1980.
7) Larry R.Squire（著），河内 十郎（訳）：記憶と脳 心理学と神経科学の統合．医学書院，1989.
8) 齊藤 勇：図解 心理学入門．誠信書房，1988.
9) 山内高哉・春木 豊：グラフィック学習心理学 行動と認知．サイエンス社，2001.

CHAPTER 6

1) 岩立志津夫・小椋たみ子：よくわかる言語発達．pp120-121，ミネルヴァ書房，2005.
2) Goswa, usha（著），岩男卓実・他（訳）：子どもの認知発達．pp95-143，263-330，新曜社，2003.
3) 小嶋知幸：図解 やさしくわかる言語聴覚障害 第2版．p6，pp150-155，ナツメ社，2018.
4) 子安増生：よくわかる認知発達とその支援．pp122-123，ミネルヴァ書房，2005.
5) 森 則夫・他：神経発達障害のすべて こころの科学．pp85-89，日本評論社．
6) マーガレット・ハリス／ガード・ウエスターマン（著），小山正・松下淑（訳）：発達心理学ガイドブック 子どもの発達理解のために．pp101-111，明石書店，2019.
7) 高橋三郎・大野 裕（監訳）：DSM5-TR 精神疾患の診断・統計マニュアル．医学書院，2023.

CHAPTER 7

1) Horn, J. P.：Organization of date of life-span development of human abilities. In L. R. Goulet, & B. Baltes（Eds），Life-span developmental psychology：research and theory. pp423-466, New York, Academic Press, 1967.
2) エリク・H. エリクソン（著），西平 直・中島由恵（訳）：アイデンティティとライフサイクル 第6版．pp45-110，誠信書房，2018.
3) R. I Evans（著），国堂哲雄・中園正身（訳）：エリクソンは語る―アイデンティティの心理学．pp11-72，新曜社，1981.
4) J. ヴォークレール（著），明和政子（訳）：乳幼児の発達．pp47-61，新曜社，2012.
5) J. ピアジェ（著），滝沢武久（訳）：思考の心理学 第19版．pp9-95，みすず書房，1986.
6) 福島哲夫（編）：公認心理師必携テキスト．学研メディカル秀潤社，2018.
7) 村井潤一（編）：別冊発達4 発達の理論をきずく．ミネルヴァ書房，1986.
8) 本郷一夫：公認心理師の基礎と実践12 発達心理学．pp11-25，54-66，遠見書房，2018
9) 臨床発達心理士認定運営機構（監修），本郷一夫・田爪宏二（編著）：認知発達とその支援．p80，ミネルヴァ書房，2018.
10) 中川佳子：高齢者の認知能力を活用した脳の活性化．心身健康科学，5（2）：70-75，2009.

CHAPTER 8

1) American Psychological Association ホームページ(https://www.apa.org/ed/graduate/specialize/clinical. aspx)(2023年9月参照)
2) 下山晴彦：臨床心理学の全体構造. 下山晴彦(編)よくわかる臨床心理学　改訂新版. pp2-5, ミネルヴァ書房, 2015.
3) 日本臨床心理士資格認定協会ホームページ：臨床心理士倫理綱領(2013)(http://fjcbcp.or.jp/)
4) 下山晴彦：世界の臨床心理学の歴史. 下山晴彦(編)よくわかる臨床心理学　改訂新版. pp18-21, 22-25, ミネルヴァ書房, 2015.
5) 小林重雄：臨床心理学の意義と展開. 小林重雄(編)総説臨床心理学. pp12-13, コレール社, 2001.
6) 下山晴彦(編)：よくわかる臨床心理学　改訂新版. pp260-261, 226-269, 270-273, ミネルヴァ書房, 2015.
7) 一般財団法人日本心理研修センター(監修)：公認心理師現任者講習会テキスト　改訂版 2019.
8) 一般社団法人 日本公認心理師協会：厚生労働省 令和2年度障害者総合福祉推進事業 公認心理師の活動状況等に関する調査. 2021.

CHAPTER 9

1) A・フロイト(著), 外林大作(訳)：自我と防衛. 誠信書房, 1985.
2) 上島国利・他(編)：精神医学テキスト　改訂第4版. 南江堂, 2017.
3) 上田 敏：障害の受容　再論　—誤解を解き, 将来を考える—. リハビリテーション医学, 57巻10号：890-897, 2020.

CHAPTER 10

1) 岡堂哲雄(編)：臨床心理査定学. 誠心書房, 2003.
2) 下山晴彦・松澤弘和(編)：実践心理アセスメント. 日本評論社, 2008.
3) 篁 倫子(編)：学校で活かせるアセスメント. 明治図書, 2007.
4) 辻井正次(著)：特集　対人援助職の必須知識　発達障害のアセスメントを知る. 臨床心理学 第13巻第4号. 金剛出版, 2013.

CHAPTER 11

1) Wechsler D & 日本版WISC. Ⅳ 刊行委員会(訳編)：日本版 WISC-Ⅳ 実施・採点マニュアル, 2010.
2) 遠城寺宗徳：遠城寺式・乳幼児分析的発達検査法 九大小児科新装改訂版. 慶應義塾大学出版会, 2009.

CHAPTER 12

1) 伊藤良子(編)：臨床心理面接技法1. pp143-200, 誠心書房, 2004.
2) 小野浩一：行動の基礎　改訂版. 培風館, 2016.
3) 下山晴彦(編)：認知行動療法を学ぶ. 金剛出版, 2011.
4) 祐宗省三・他(編)：新版行動療法入門. 川島書店, 1984.
5) 佐々木雄二：自律訓練法の実際. 創元社, 1976.
6) 熊野宏昭：新世代の認知行動療法. 日本評論社, 2012.
7) Richard H, et al：Post-stroke depression, obstructive sleep apnea, and cognitive impairment : Rationale for, and barriers to, routine screening. Int J Stroke, 11 (5)：509-18, 2016.

CHAPTER 13

1) 中島義明・他(編)：心理学辞典. p293, 有斐閣, 1999.
2) 柳田邦男：妻についた三つの大ウソ. pp114-116, 新潮文庫, 1993.
3) 杉田峰康：新しい交流分析の実際. p27, 創元社, 2000.
4) 下山晴彦(編)：よくわかる臨床心理学. ミネルヴァ書房, 2009.
5) 氏原 寛・他(共編)：心理臨床大事典. 培風館, 2004.
6) 岡田康伸(編)：箱庭療法の現代的意義. 至文堂, 2002.
7) 岡田康伸(編)：箱庭療法の本質と周辺. 至文堂, 2002.

CHAPTER 14

1) Dennis CL, Hodnett E : Psychosocial and psychological interventions for treating postpartum depression. Cochrane Database Syst Rev, 17 (4) : CD006116, 2007.

2) Hunot V, et al : Psychological therapies for generalised anxiety disorder. Cochrane Database Syst Rev, 24 (1) : CD001848, 2007.

3) Pompoli A, et al : Psychological therapies for panic disorder with or without agoraphobia in adults : a network meta-analysis. Cochrane Database Syst Rev, 13 ; 4 : CD011004. doi : 10.1002/14651858. CD011004, 2016.

索 引

INDEX

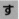

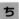

欧文索引

リハベーシック
心理学・臨床心理学　第2版　　　　　　ISBN978-4-263-26757-8

2020年 1 月 10 日　第 1 版第 1 刷発行
2023年 1 月 10 日　第 1 版第 5 刷発行
2024年 1 月 10 日　第 2 版第 1 刷発行

編　集　内　山　　　靖
　　　　藤　井　浩　美
　　　　立　石　雅　子
発 行 者　白　石　泰　夫
発行所　**医歯薬出版株式会社**

〒113-8612　東京都文京区本駒込1-7-10
TEL. (03) 5395-7628 (編集)・7616 (販売)
FAX.(03) 5395-7609 (編集)・8563 (販売)
https://www.ishiyaku.co.jp/
郵便振替番号 00190-5-13816

乱丁，落丁の際はお取り替えいたします．　　　　　印刷・真興社／製本・愛千製本所
© Ishiyaku Publishers, Inc., 2020, 2024.　Printed in Japan

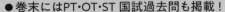

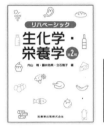
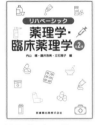
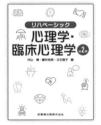
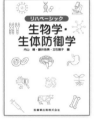
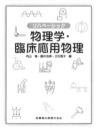
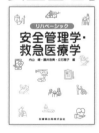